Ultrassonografia

Revisão, Atualização e Preparação para Provas

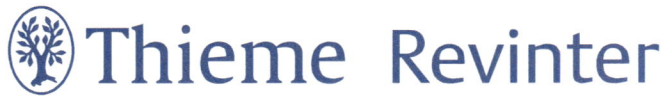

Ultrassonografia

Revisão, Atualização e Preparação para Provas

Adrian Dawkins, MD
Chief, Division of Abdominal Radiology
Medical Director of Radiology
Associate Professor
Department of Radiology
University of Kentucky
Lexington, Kentucky

236 Ilustrações

Thieme
Rio de Janeiro • Stuttgart • New York • Delhi

Dados Internacionais de Catalogação na Publicação (CIP) de acordo com ISBD

D219

Dawkins, Adrian

   Ultrassonografia: Revisão, Atualização e Preparação para Provas/Adrian Dawkins. – Rio de Janeiro: Thieme Revinter Publicações Ltda, 2022.

   176p., il.; 18,5 x 27 cm

   Inclui leitura complementar
   ISBN 978-65-5572-155-3
   eISBN 978-65-5572-156-0

   1. Radiologia. 2. Ultrassonografia. 3. Guia prático. I. Título.

                                          CDD: 610
                                          CDU: 615.849

Elaborada por Bibliotecária Janaina Ramos – CRB-8/9166

Tradução:
Isabella Nogueira (Zero, Caps. 1 e 2)
Tradutora Especializada na Área da Saúde, SP

Silvia Spada (Caps. 3 e 4)
Tradutora Especializada na Área da Saúde, SP

Sandra Mallmann (Caps. 5 e 6)
Tradutora Especializada na Área da Saúde, RS

Edianez Chimello (Caps. 7 a 11)
Tradutora Especializada na Área da Saúde, SP

Revisão Técnica:
Carlos Fernando de Mello Junior
Especialista em Radiologia e Diagnóstico por Imagem pela Associação Médica Brasileira (AMB)
Membro Titular do Colégio Brasileiro de Radiologia (CBR)
Doutorado em Radiologia pela Universidade de São Paulo (USP)
Professor Associado I e Coordenador da Disciplina de Radiologia da Universidade Federal da Paraíba
Presidente da Comissão Estadual de Residência Médica da Paraíba
Membro da comissão de ensino e aperfeiçoamento do Colégio Brasileiro de Radiologia
Autor do livro Radiologia Básica, editora Thieme Revinter

Título original:
Ultrasound Q&A Review for the Boards
Copyright © 2020 by Thieme
ISBN 978-1-62623-485-7

© 2022 Thieme. All rights reserved.

Thieme Revinter Publicações Ltda.
Rua do Matoso, 170
Rio de Janeiro, RJ
CEP 20270-135, Brasil
http://www.ThiemeRevinter.com.br

Thieme USA
http://www.thieme.com

Design de Capa: © Thieme
Créditos de Imagem da Capa: Figuras 01-04, 01-11B, 04-19 e 10-08
Impresso no Brasil por Forma Certa Gráfica Digital Ltda.

5 4 3 2 1
ISBN 978-65-5572-155-3

Também disponível como eBook:
eISBN 978-65-5572-156-0

Nota: O conhecimento médico está em constante evolução. À medida que a pesquisa e a experiência clínica ampliam o nosso saber, pode ser necessário alterar os métodos de tratamento e medicação. Os autores e editores deste material consultaram fontes tidas como confiáveis, a fim de fornecer informações completas e de acordo com os padrões aceitos no momento da publicação. No entanto, em vista da possibilidade de erro humano por parte dos autores, dos editores ou da casa editorial que traz à luz este trabalho, ou ainda de alterações no conhecimento médico, nem os autores, nem os editores, nem a casa editorial, nem qualquer outra parte que se tenha envolvido na elaboração deste material garantem que as informações aqui contidas sejam totalmente precisas ou completas; tampouco se responsabilizam por quaisquer erros ou omissões ou pelos resultados obtidos em consequência do uso de tais informações. É aconselhável que os leitores confirmem em outras fontes as informações aqui contidas. Sugere-se, por exemplo, que verifiquem a bula de cada medicamento que pretendam administrar, a fim de certificar-se de que as informações contidas nesta publicação são precisas e de que não houve mudanças na dose recomendada ou nas contraindicações. Esta recomendação é especialmente importante no caso de medicamentos novos ou pouco utilizados. Alguns dos nomes de produtos, patentes e design a que nos referimos neste livro são, na verdade, marcas registradas ou nomes protegidos pela legislação referente à propriedade intelectual, ainda que nem sempre o texto faça menção específica a esse fato. Portanto, a ocorrência de um nome sem a designação de sua propriedade não deve ser interpretada como uma indicação, por parte da editora, de que ele se encontra em domínio público.

Todos os direitos reservados. Nenhuma parte desta publicação poderá ser reproduzida ou transmitida por nenhum meio, impresso, eletrônico ou mecânico, incluindo fotocópia, gravação ou qualquer outro tipo de sistema de armazenamento e transmissão de informação, sem prévia autorização por escrito. Impresso no Brasil

*Para minha amada esposa, Nanditha, e meus filhos, Zayden e Kiyan.
Sem seu amor e apoio este livro não existiria.*

Para minha mãe, Cynthia. Obrigado por criar a base.

Adrian Dawkins

Sumário

Prefácio viii

Agradecimentos ix

Colaboradores x

1. **Ginecologia e Primeiro Trimestre Obstétrico** 1
   Adrian Dawkins ■ Nanditha George

2. **Segundo Trimestre Obstétrico** 13
   Karen Tran-Harding

3. **Pediatria** 25
   Edward Richer

4. **Renal** 47
   Adrian Dawkins

5. **Hepatobiliar** 63
   Rashmi Nair ■ Adrian Dawkins

6. **Musculoesquelético** 79
   Paul J. Spicer

7. **Mama** 95
   Paul J. Spicer

8. **Pescoço** 109
   Adrian Dawkins

9. **Escroto** 125
   Barbara Pawley ■ Adrian Dawkins

10. **Diversos** 141
    Scott Stevens ■ Halemane Ganesh ■ Adrian Dawkins

11. **Física** 155
    Gary Ge ■ Adrian Dawkins

Prefácio

Fico constantemente admirado com a tecnologia ultrassonográfica. Tive a sorte de testemunhar a ultrassonografia sendo usada por radiologistas talentosos em ambos os lados do Atlântico. Como jovem residente (especialista) no norte da Inglaterra, pude observar e praticar a ultrassonografia em sua forma mais pura: uma questão clínica abordada por um médico com um transdutor na mão. Foi imensamente esclarecedor promover uma apreciação pela habilidade técnica e conhecimento médico que precisam coexistir. O ambiente movimentado de um centro médico americano forneceu-me uma ampla oportunidade de aprender com especialistas experientes e reconhecidos nacionalmente à medida que interagiam com ultrassonografistas altamente qualificados para fazer diagnósticos precisos e oportunos. Essas experiências criaram a base para a maneira como trabalho com a ultrassonografia.

Não seria exagero dizer que a prática do ultrassom está mudando muito de mês a mês. O advento do ultrassom POCUS, à beira do leito deixou a ultrassonografia ao alcance de muitos médicos. Os programas de treinamento em radiologia precisam garantir treinamento adequado em ultrassonografia para os residentes, de maneira que os futuros radiologistas permaneçam relevantes na prática do ultrassom. Atualmente, a ultrassonografia continua sendo uma das 18 categorias testadas no exame "Core" do American Board of Radiology.

Neste livro, apresentamos uma série de perguntas para orientar os *trainees* de radiologia, enquanto eles se preparam para realizar os exames de qualificação. O livro é organizado em uma abordagem baseada nos órgãos e as perguntas são inspiradas na prática cotidiana. O objetivo de escrever este livro é apresentar casos de fácil entendimento para ajudar a relembrar e reforçar conceitos comuns da ultrassonografia. Também incluímos um capítulo sobre física para fornecer uma revisão mais abrangente. As referências são fornecidas no final de cada capítulo, caso o leitor necessite mais informações. Meus coautores são muito bem informados em vários aspectos da ultrassonografia. Meus agradecimentos se estendem a todos os coautores por generosamente contribuírem com capítulos para este livro. Esperamos que esta obra seja considerada útil para *trainees* de radiologia, transmitindo alguns dos conhecimentos que adquirimos ao longo de anos de prática médica.

Adrian Dawkins, MD

Agradecimentos

Eu gostaria de agradecer à Dra. Kimberly Absher, Professora Assistente de Patologia e Medicina Laboratorial da Universidade de Kentucky; Dr. Scott Berl, Radiologista no Centro de Imagem Jackson do Jackson Hospital, Montgomery Alabama; Dr. Gerald Broussard, Radiologista do Comprehensive Radiology Services, Mississippi; e Dr. Riham El Khouli, Professor Assistente de Radiologia da Universidade de Kentucky, sem os quais este livro não teria sido possível.

Adrian Dawkins, MD

Colaboradores

Adrian Dawkins, MD
Chief, Division of Abdominal Radiology
Medical Director of Radiology
Associate Professor
Department of Radiology
University of Kentucky
Lexington, Kentucky

Halemane Ganesh, MD
Assistant Professor
Department of Radiology
University of Kentucky
Lexington, Kentucky

Gary Ge, MS
Medical Physicist
Department of Radiology
VA Medical Center
Lexington, Kentucky

Nanditha George, MD
Staff Radiologist
Appalachian Regional Healthcare, Medical Mall
Hazard, Kentucky

Karen Tran-Harding, MD
Abdominal Radiology Fellow
Department of Radiological Sciences
University of California
Irvine, California

Rashmi Nair, MD
Assistant Professor
Department of Radiology
University of Kentucky
Lexington, Kentucky

Barbara Pawley, MD
Associate Professor
Department of Radiology
University of Kentucky
Lexington, Kentucky

Edward Richer, MD
Assistant Professor
Department of Radiology
Emory University
Atlanta, Georgia

Paul J. Spicer, MD
Associate Professor
Department of Radiology
University of Kentucky
Lexington, Kentucky

Scott Stevens, MD
Associate Professor
Department of Radiology
University of Kentucky
Lexington, Kentucky

Capítulo 1 Ginecologia e Primeiro Trimestre Obstétrico

Adrian Dawkins ■ *Nanditha George*

1 Perguntas e Respostas

Pergunta 1.1: A declaração da Sociedade de Radiologia em Ultrassom (SRU) na Conferência de Consenso, publicada na revista *Radiology* em setembro de 2010, aborda cistos anexiais em que grupo de mulheres?

A. Mulheres grávidas sintomáticas.
B. Mulheres não grávidas assintomáticas.
C. Mulheres na pré-menopausa sintomáticas.
D. Mulheres na pós-menopausa assintomáticas.

Resposta:

B. Correta. A declaração de Consenso da SRU aborda as lesões nas mulheres não grávidas assintomáticas, tanto na pré como na pós-menopausa. Embora as recomendações possam ser úteis em mulheres sintomáticas, o quadro clínico geral deve ajudar a orientar o tratamento nessas pacientes.

A, C, D — Incorretas. As mulheres não grávidas assintomáticas são abordadas.

Pergunta 1.2: Que medição precisa do cisto deve ser usada como guia no tratamento dos cistos anexiais de acordo com o texto do Consenso da SRU (*Radiology*, 2010)?

A. Diâmetro máximo no plano sagital.
B. Diâmetro máximo no plano transverso.
C. Diâmetro médio.
D. Diâmetro máximo em qualquer plano.

Resposta:

D. Correta. Foi escolhido o diâmetro máximo em qualquer plano, pois as medições nos três planos podem ser alteradas devido à pressão criada pelo transdutor vaginal endocavitário.

A, B, C — Incorretas. É usado o diâmetro máximo em qualquer plano.

Ginecologia e Primeiro Trimestre Obstétrico

Pergunta 1.3: Essas imagens foram obtidas de uma mulher de 28 anos com dor abdominal. Qual das opções é a provável causa para essa aparência?

A. Endometriose.
B. Hiperestimulação ovariana.
C. Gravidez molar.
D. Gravidez ectópica.

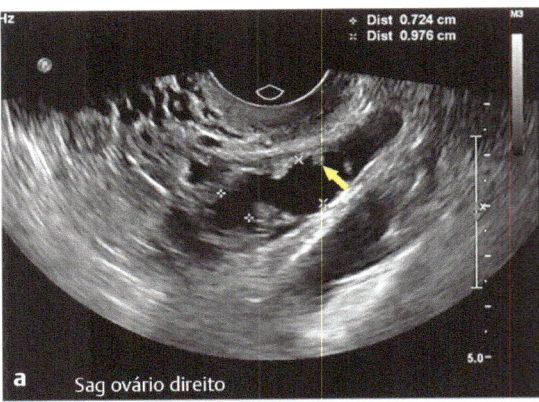

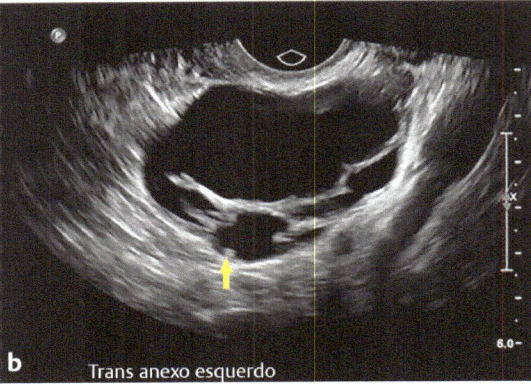

Resposta:

A. Correta. As imagens mostram estruturas tubulares cheias de líquido dentro dos anexos. Além disso, podem ser vistas pequenas proeminências (*setas*), devido a dobras longitudinais, projetando-se no lúmen; o que tem sido descrito como "sinal de roda denteada" e é típico da hidrossalpinge. Dentre as opções, a endometriose é a que melhor explica a presença das hidrossalpinges bilaterais.

B. Incorreta. Ovários aumentados são vistos na hiperestimulação ovariana.

C. Incorreta. Podem estar presentes ovários aumentados contendo cisto tecaluteínico nos casos de gravidez molar.

D. Incorreta. Uma gravidez ectópica tipicamente não se apresentaria nessa aparência.

Pergunta 1.4: Uma mulher de 54 anos na pós-menopausa é submetida a uma ultrassonografia pélvica em decorrência de um achado incidental no ovário esquerdo na tomografia computadorizada (TC). Que afirmação sobre o tratamento desse achado está correta?

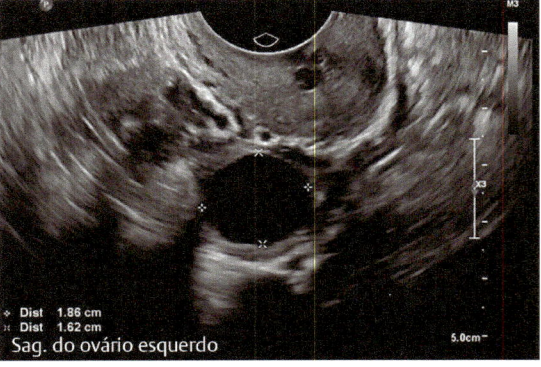

A. Não é necessário acompanhamento.
B. Recomenda-se o acompanhamento em 1 ano.
C. Recomenda-se ressonância magnética (RM) da pelve para melhor caracterização.
D. Nenhuma das opções acima.

Resposta:

A. Correta. Diretrizes atualizadas publicadas recentemente pela Sociedade de Radiologia em Ultrassom (SRU) sugerem que os cistos simples em mulheres assintomáticas na pós-menopausa não requerem acompanhamento se forem menores ou iguais a 3 cm.

B. Incorreta. Não é necessário acompanhamento.

C. Incorreta. A RM da pelve pode ser útil para cistos maiores caso não possam ser bem avaliados no ultrassom.

D. Incorreta. Não é necessário acompanhamento.

Pergunta 1.5: Uma mulher de 25 anos apresenta sangramento menstrual irregular e é submetida a uma ultrassonografia pélvica. É encontrada uma lesão dentro do ovário direito. Que afirmação está correta?

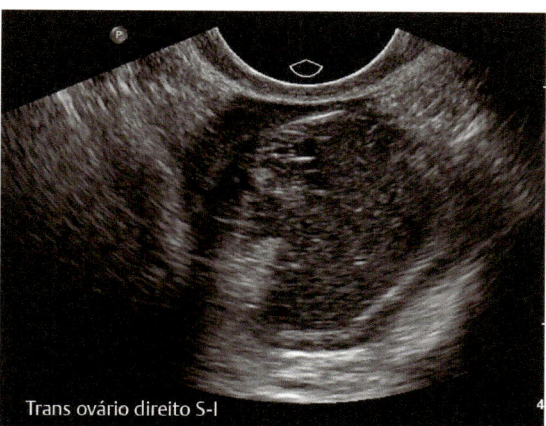

Trans ovário direito S-I

A. A aparência é consistente com um endometrioma.
B. A aparência é consistente com um cisto hemorrágico.
C. A aparência é consistente com cisto de inclusão peritoneal.
D. A aparência é consistente com um dermoide.

Resposta:

D. Correta. A imagem mostra um cisto complexo com um foco ecogênico na face inferior, à esquerda da imagem, consistente com gordura. Também foram observados focos ecogênicos horizontais curtos semelhantes a traços, assim como pequenos pontos ecogênicos em toda a lesão. Isso foi descrito como o "sinal do ponto-traço". Os achados são clássicos para um cisto dermoide de ovário.

A. Incorreta. Um endometrioma é caracterizado por ecos homogêneos de baixo nível.

B. Incorreta. O cisto hemorrágico típico mostra um padrão de teia.

C. Incorreta. O cisto de inclusão peritoneal tem uma morfologia bastante simples, embora esteja em conformidade com as estruturas pélvicas circundantes.

Pergunta 1.6: Qual afirmação melhor representa o tratamento adequado para a lesão vista na (Pergunta 1.5)?

A. Essa lesão deve ser aspirada e enviada para análise citológica.
B. Deve-se iniciar uma tentativa de danazol.
C. Não é necessário acompanhamento.
D. Repita o ultrassom em 6 meses a 1 ano.

Resposta:

D. Correta. Um dermoide deve ser inicialmente reavaliado com acompanhamento por ultrassom em 6 meses a 1 ano para registrar estabilidade. Há um risco muito baixo (1%) de transformação maligna mesmo em dermoides maiores.

A. Incorreta. Geralmente se evita a aspiração de lesões císticas de ovário uma vez que o rendimento de material diagnóstico útil é muito baixo. Também há o risco de semeadura peritoneal.

B. Incorreta. O danazol é um esteroide sintético usado para o tratamento da endometriose.

C. Incorreta. Um dermoide deve ser inicialmente reavaliado com acompanhamento por ultrassom em 6 meses a 1 ano para registrar estabilidade.

Ginecologia e Primeiro Trimestre Obstétrico

Pergunta 1.7: Quanto ao início da gravidez, que declaração está correta?

A. Uma gestação não viável pode ser confirmada transabdominalmente se o comprimento cabeça-nádega medir pelo menos 10 mm e se não for detectada nenhuma atividade cardíaca.

B. Um teste de gravidez sérico positivo é definido como um valor de 3 mIU/mL e acima do hormônio gonadotrofina coriônica humana (beta HCG).

C. Uma gravidez de localização desconhecida é definida como uma na qual há um teste de gravidez sérico ou de urina positivo, sem saco gestacional intrauterino discernível ou evidência ultrassonográfica de uma gravidez ectópica em um exame transvaginal.

D. Uma gravidez não viável é definida como aquela que ainda não alcançou 26 semanas de gestação.

Resposta:

C. Correta. Uma gravidez de localização desconhecida é definida como uma na qual há um teste de gravidez sérico ou de urina positivo, sem saco gestacional intrauterino discernível ou evidência ultrassonográfica de uma gravidez ectópica em um exame transvaginal.

A. Incorreta. Uma gestação não viável pode ser confirmada transabdominalmente se o comprimento cabeça-nádega medir pelos menos 15 mm e se não for detectada nenhuma atividade cardíaca.

B. Incorreta. Um teste de gravidez sérico positivo é definido como um valor de 5 mIU/mL e acima do Beta HCG.

D. Incorreta. A uma gestação não viável é definida como aquela que não tem nenhuma chance de resultar em um nascido vivo, como, por exemplo, em uma gravidez ectópica.

Pergunta 1.8: Uma paciente de 32 anos apresenta dor pélvica aguda do lado esquerdo e um teste de urina de beta HCG positivo. Realiza-se uma ultrassonografia pélvica. Devido aos achados na ultrassonografia e aos sintomas da paciente, qual é a probabilidade de ser uma gravidez ectópica?

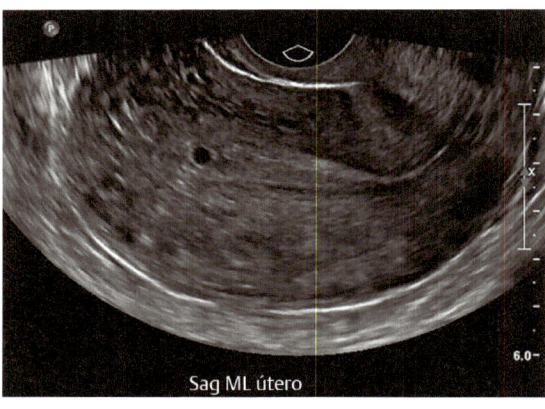

A. 1 em 30.000.
B. 1 em 3.000.
C. 1 em 300.
D. 1 em 30.

Resposta:

A. Correta. A imagem mostra a aparência normal de uma gravidez intrauterina inicial (IUP). É muito improvável que ocorra a presença de uma gravidez ectópica em conjunto com uma IUP, ou seja, uma gravidez heterotópica, em 1 em cada 30.000 gestações.

B, C, D — Incorretas. Uma gravidez heterotópica ocorre em 1 em cada 30.000 gestações.

Pergunta 1.9: Se a imagem (Pergunta 1.8) representa uma gestação inicial normal, que estrutura se deve desenvolver em seguida?

A. Saco vitelino.
B. Âmnio.
C. Polo fetal
D. Saco gestacional

Resposta:

A. Correta. O saco vitelino é a primeira estrutura a ser desenvolvida dentro do saco gestacional em uma gravidez normal.

B. Incorreta. O saco vitelino é visível antes que o âmnio possa ser discernido.

C. Incorreta. O saco vitelino é visível antes que o polo fetal possa ser discernido.

D. Incorreta. O saco gestacional é a primeira estrutura detectada via ultrassonografia a se desenvolver em uma gravidez normal.

Pergunta 1.10: Em relação à essa imagem, qual das declarações está correta?

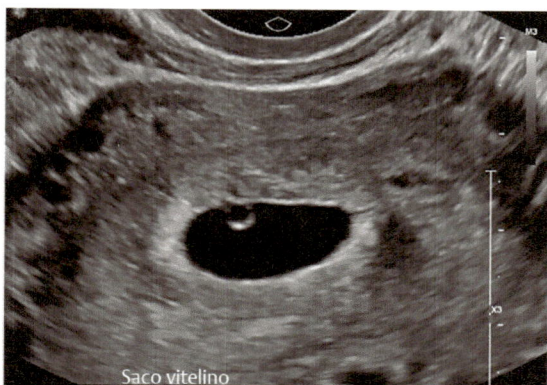

A. A gravidez deve ser datada de acordo com o diâmetro médio do saco gestacional.
B. A gravidez deve ser datada de acordo com o maior diâmetro do saco gestacional.
C. A gravidez deve ser datada de acordo com o diâmetro médio do saco vitelino.
D. A gravidez deve ser datada de acordo com o maior diâmetro do saco vitelino.

Resposta:

A. Correta. Neste ponto da gravidez, o diâmetro médio do saco gestacional é usado para datar a gestação.

B. Incorreta. O diâmetro médio do saco gestacional é usado para datar a gestação.

C, D — Incorretas. O tamanho do saco vitelino não é usado para datar a gravidez.

Ginecologia e Primeiro Trimestre Obstétrico

Pergunta 1.11: Em relação à imagem (Pergunta 1.10), qual das afirmativas está correta?

A. Após 11 dias, a ausência de um embrião com atividade cardíaca é diagnóstica de falha gestacional.
B. Se o diâmetro médio do saco é 20 mm, os achados são diagnósticos de falha gestacional.
C. O saco vitelino se desenvolve na 7ª semana de gestação.
D. Um diâmetro de 7 mm do saco vitelino é diagnóstico de falha gestacional.

Resposta:

A. Correta. Após 11 dias, a ausência de um embrião com atividade cardíaca é diagnóstica de falha gestacional.

B. Incorreta. Um diâmetro médio de 25 mm do saco, na ausência de um embrião, é diagnóstico de falha gestacional.

C. Incorreta. O saco vitelino se desenvolve em 5½ semanas.

D. Incorreta. Um diâmetro acima de 5 mm do saco vitelino é altamente sugestivo, mas não diagnóstico, de falha gestacional.

Pergunta 1.12: Em relação à imagem, qual das afirmativas está correta?

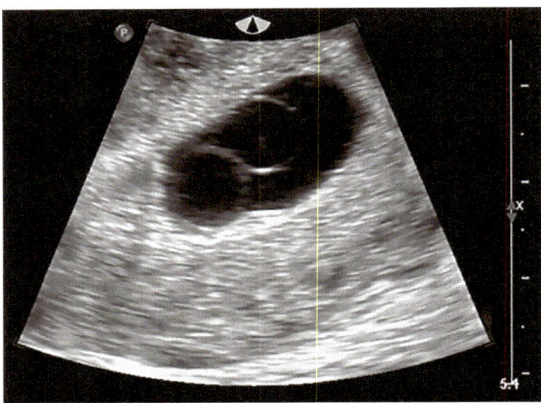

A. Uma gravidez de gestação múltipla não é necessariamente confirmada.
B. Geralmente, é provável que seja uma gestação dicoriônica e diamniótica (DC/DA), contudo, exclui-se uma gestação monocoriônica e diamniótica (MC/DA).
C. Geralmente uma gestação monocoriônica e monoamniótica (MC/MA) é excluída.
D. Nenhuma das opções acima.

Resposta:

C. Correta. A imagem mostra dois sacos vitelinos dentro de um saco gestacional. O que é consistente com uma gestação gemelar. Uma gestação gemelar pode ser MC/MA (2%), MC/DA (30%) ou DC/DA (68%). Geralmente uma gestação gemelar MC/MA resulta de um evento de fertilização, normalmente levando a um saco vitelino.

A. Incorreta. Dois sacos vitelinos normalmente indicam uma gravidez de gestação múltipla, mais comumente uma gestação gemelar.

B. Incorreta. A imagem mostra dois sacos vitelinos dentro de um saco gestacional. A configuração é mais comumente vista em gêmeos MC/DA que em gêmeos DC/DA. Os gêmeos DC/DA normalmente mostram dois sacos gestacionais separados, cada um com seu próprio saco vitelino.

D. Incorreta. No geral, uma gestação MC/MA é excluída, pois há a presença de dois sacos vitelinos.

1 Perguntas e Respostas

Pergunta 1.13: Que estrutura está sendo indicada pela *seta*?

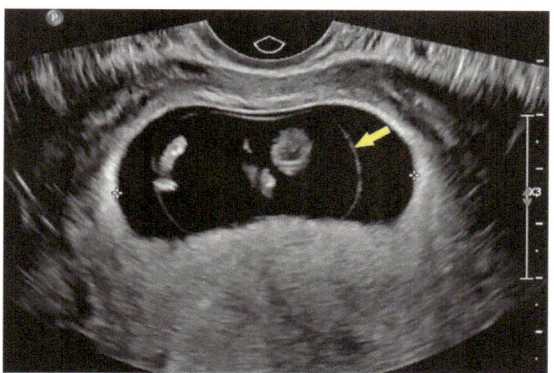

A. Âmnio.
B. Córion.
C. Saco vitelino.
D. Saco gestacional.

Resposta:

A. Correta. Âmnio. A *seta* indica a membrana amniótica.

B. Incorreta. A *seta* não indica o córion.

C. Incorreta. A *seta* não indica o saco vitelino.

D. Incorreta. A *seta* não indica o saco gestacional.

Pergunta 1.14: Em uma gravidez normal, o âmnio normalmente não é mais visível por volta da?

A. 10ª semana de gestação.
B. 14ª semana de gestação.
C. 18ª semana de gestação.
D. 22ª semana de gestação.

Resposta:

B. Correta. O âmnio geralmente se funde com o córion por volta da 14ª semana após a qual não é mais visível como uma membrana separada. Se visto como uma membrana separada mais tarde que o normal, deve-se suspeitar de separação corioamniótica, o que pode ser um prenúncio de complicações.

A, C, D — Incorretas. O âmnio geralmente não é mais visível por volta da 14ª semana.

Pergunta 1.15: Uma mulher de 26 anos apresenta um beta HCG positivo e sangramento vaginal. Que afirmação está correta?

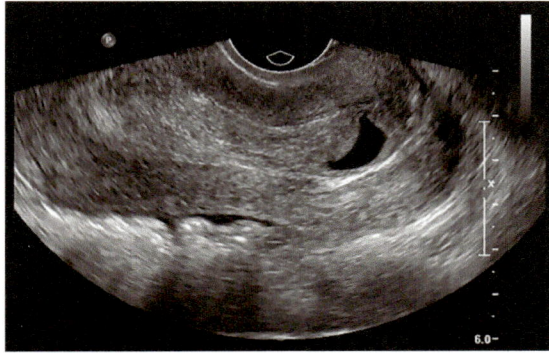

A. Há um aborto inevitável em andamento.
B. Uma gravidez ectópica é descartada.
C. A gravidez molar é excluída de forma confiável.
D. Há a presença de um IUP normal.

Resposta:

A. Correta. A imagem mostra um endométrio espessado com vestígios de líquido. Talvez o mais importante seja que o orifício interno do colo uterino está aberto e o canal endocervical está preenchido com material de tecido mole. O que significa que há um aborto em progresso, não sendo possível alterar seu curso.

B. Incorreta. Uma gravidez ectópica deve ser sempre considerada no cenário de um beta HCG positivo e de ausência de um IUP.

C. Incorreta. Uma gravidez molar poderia apresentar uma imagem semelhante ao espessamento endometrial.

D. Incorreta. Não é visualizada nenhuma IUP normal.

Pergunta 1.16: Uma paciente apresenta dor pélvica e um beta HCG positivo. A localização do saco gestacional presumido deve levar a uma avaliação cuidadosa de qual dos seguintes?

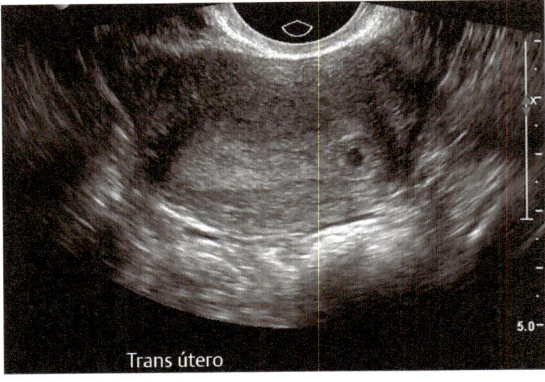

A. O tamanho dos ovários.
B. O manto miometrial.
C. O espessamento endometrial.
D. O beta HCG.

Resposta:

B. Correta. O saco gestacional está localizado de forma mais excêntrica do que normalmente encontrado. Isso leva à consideração de uma gravidez ectópica intersticial. O que descreve uma gravidez ectópica que ocorre em uma porção intersticial da trompa de Falópio. Remenda-se a avaliação cuidadosa do manto miometrial circundante para auxiliar no diagnóstico, pois a espessura miometrial circundante < 5 mm é sugestivo de diagnóstico.

A. Incorreta. O tamanho dos ovários não ajudará no diagnóstico ultrassonográfico de uma gravidez ectópica intersticial.

C. Incorreta. Esta opção não ajudará no diagnóstico ultrassonográfico de uma gravidez ectópica intersticial.

D. Incorreta. Os níveis de beta HCG em série podem ajudar a prever uma gestação inicial anormal. Entretanto, não permitiriam o diagnóstico específico de uma gravidez ectópica intersticial.

Pergunta 1.17: Uma mulher de 27 anos apresenta dor anexial do lado direito. Em relação à imagem a seguir, qual das afirmativas está correta?

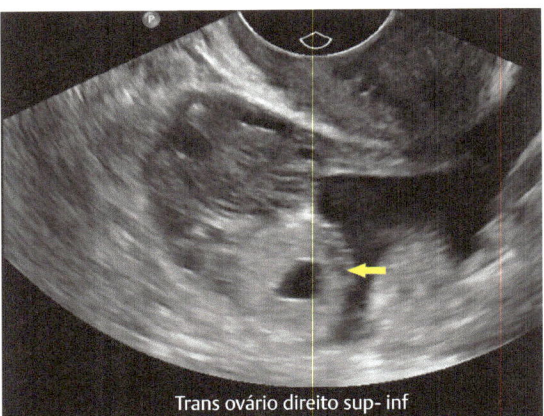

A. A *seta* provavelmente indica um cisto de corpo lúteo.
B. Se houver a presença de uma gravidez ectópica, é provável que seja no local do ovário.
C. Se o beta HCG for positivo, mas dobrar o valor em 48 horas, uma gravidez ectópica é excluída.
D. Nenhuma das opções acima.

Resposta:

D. Correta. A *seta* indica um anel ecogênico adjacente, mas separado do ovário. Esses achados constituem o "sinal do anel tubário" e indica uma gravidez ectópica tubária. A maioria das gravidezes ectópicas tubárias ocorre dentro da porção ampular do tubo.

A. Incorreta. Um cisto de corpo lúteo é comumente hipoecoico e geralmente está dentro do ovário em vez de confiná-lo.

B. Incorreta. As gravidezes ectópicas muito raramente ocorrem dentro do ovário. Em particular, 3% das gravidezes ectópicas são ovarianas.

C. Incorreta. Aproximadamente 20% das gravidezes ectópicas podem mostrar duplicação de níveis de beta HCG em 48 horas, imitando uma gravidez intrauterina (IUP).

Pergunta 1.18: Uma mulher de 41 anos apresenta um teste de gravidez positivo e manchas questionáveis. Realiza-se uma ultrassonografia pélvica. Com base nas imagens abaixo, que declaração está correta?

A. A aparência está dentro dos limites normais.
B. A paciente provavelmente sofre de hiperêmese.
C. O nível de beta HCG é provavelmente menor do que o esperado.
D. Nenhuma das opções acima.

Resposta:

B. Correta. As imagens mostram espessamento irregular do endométrio com numerosos pequenos espaços císticos. Um saco gestacional irregular é observado com um provável polo fetal. Os achados são sugestivos de uma gravidez molar. As gravidezes molares ocorrem nas pacientes em extremos de idade e estão frequentemente associadas com hiperêmese.

A. Incorreta. A aparência é muito anormal.

C. Incorreta. O beta HCG é geralmente maior que o esperado para a idade gestacional nas gravidezes molares.

D. Incorreta. Os achados são sugestivos de uma gravidez molar. As gravidezes molares estão frequentemente associadas à hiperêmese.

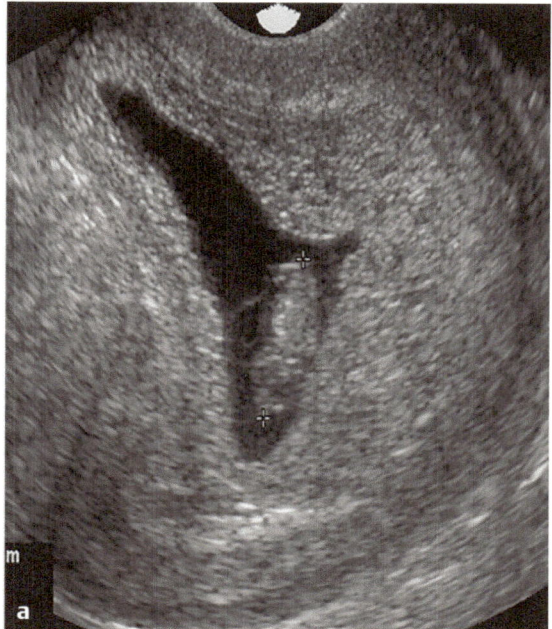

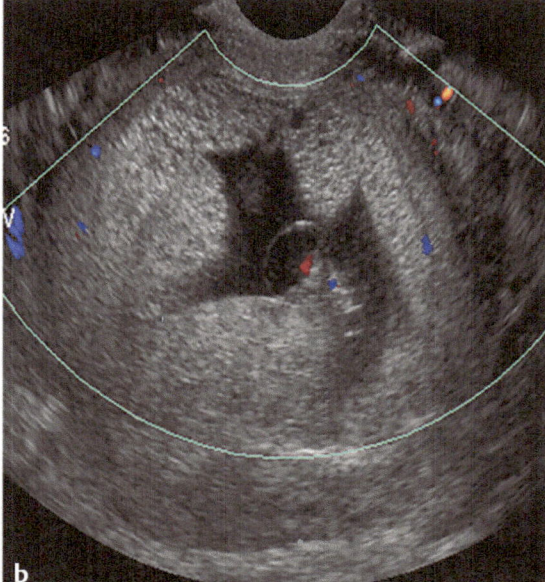

Ginecologia e Primeiro Trimestre Obstétrico

Pergunta 1.19: Os ovários bilaterais da paciente com uma gravidez molar são mostrados nas imagens abaixo. Cada um mede cerca de 8 cm de comprimento máximo. O que explica a aparência?

A. Neoplasias ovarianas bilaterais.
B. Cistos tecaluteínicos.
C. Abscessos tubo-ovarianos.
D. Nenhuma das opções acima.

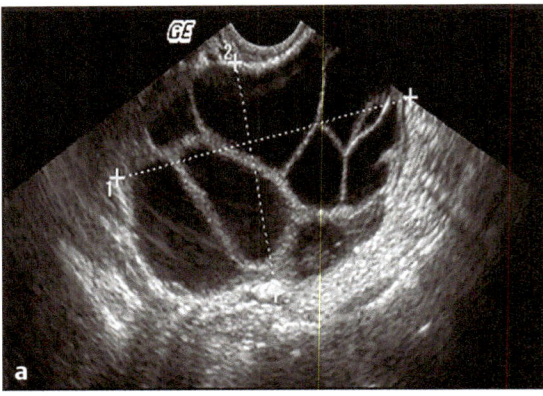

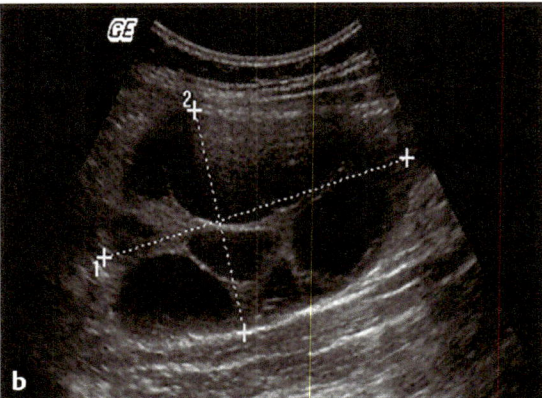

Resposta:

B. Correta. Os cistos tecaluteínicos são geralmente observados nos ovários aumentados das pacientes com gravidez molar.

A. Incorreta. Embora possam ocorrer neoplasias ovarianas bilaterais sincrônicas, esta opção não é a escolha mais provável.

C. Incorreta. Esta opção não é o cenário mais provável. Os abscessos tubo-ovarianos geralmente se apresentam como lesões císticas complexas com resíduos em camadas.

D. Incorreta. Os achados são consistentes com cistos tecaluteínicos no cenário de uma gravidez molar.

Pergunta 1.20: Que cariótipo provavelmente está presente? Consulte as imagens na questão 1.18.

A. 23x.
B. 45xo.
C. 46 xx.
D. 69 xxy.

Resposta:

D. Correta. A presença de um polo fetal dentro de uma gravidez molar sugere uma mola parcial em oposição a uma mola completa. Uma mola parcial surge como o resultado da fertilização do óvulo por dois espermatozoides. Consequentemente, isso resulta em uma gravidez triploide. Uma mola completa é formada a partir da fertilização de um "óvulo vazio" por um espermatozoide haploide, seguida de duplicação cromossômica resultando em uma gravidez diploide.

A, B, C – Incorretas. Uma mola parcial resulta em uma gravidez triploide.

Leituras Complementares

Chukus A, Tirada N, Restrepo R, Reddy NI. Uncommon implantation sites of ectopic pregnancy, thinking beyond the complex adnexal mass. Radiographics 2015;35(3):946-959

Levine D, Brown DL, Andreotti RF, et al. Management of asymptomatic ovarian and other adnexal cysts imaged at US: Society of Radiologists in Ultrasound Consensus Conference Statement. Radiology 2010;256(3):943-954

Levine D, Patel MD, Suh-Burgmann EJ, et al. Simple Adnexal Cysts: SRU Consensus Conference Update on Follow-up and Reporting. Radiology 2019 293:2,359-371

Lin EP, Bhatt S, Dogra VS. Diagnostic clues to ectopic pregnancy. Radiographics 2008;28(6):1661-1671

Capítulo 2 **Segundo Trimestre Obstétrico**

Karen Tran-Harding

2 Perguntas e Respostas

Consulte a imagem a seguir para as perguntas 2.1 a 2.3.

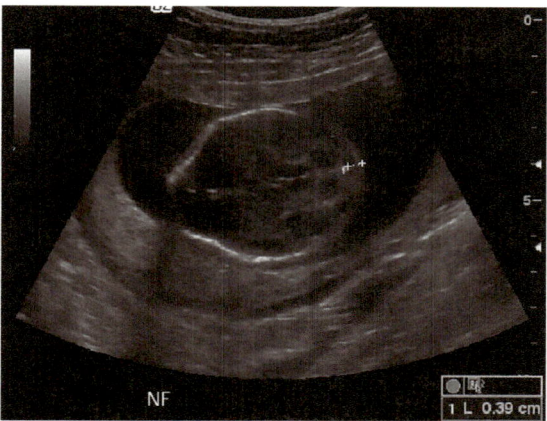

Pergunta 2.1: Que medição está sendo obtida?

A. Dobra nucal.
B. Translucência nucal.
C. Espessura do crânio.
D. Diâmetro biparietal.

Pergunta 2.2: Em que idade gestacional a medição geralmente é obtida?

A. De 8 a 11 semanas.
B. De 11 a 14 semanas.
C. De 15 a 20 semanas.
D. De 22 a 25 semanas.

Pergunta 2.3: Quais dos seguintes são vistos na imagem?

A. Sinal de limão e sinal de banana.
B. Sinal de morango e sinal de banana.
C. Sinal de limão e sinal de Spalding.
D. Sinal de morango e sinal de Spalding.

Resposta 2.1:

A. Correta. A imagem mostra a medição da dobra nucal. É geralmente obtida na linha média, ao nível da fossa posterior. A dobra nucal é considerada anormal se tiver 6 mm ou mais. O aumento da espessura da pele da nuca é um marcador ultrassonográfico sensível para trissomia 21.

B. Incorreta. A medição da translucência nucal é obtida mais inferiormente no nível do pescoço.

C, D — Incorretas. A dobra nucal está sendo medida.

Resposta 2.2:

C. Correta. Embora haja variações na literatura, a dobra nucal é obtida no segundo trimestre entre 15 e 18-20 semanas.

A, B, D — Incorretas.

Resposta 2.3:

A. Correta. A imagem mostra afundamento dos ossos frontais resultando em um crânio com formato de limão. Há também arqueamento do cerebelo com apagamento da cisterna magna. A forma cerebelar torna-se semelhante ao formato de uma banana. Esses achados são comumente encontrados na malformação de Chiari tipo II e espinha bífida.

B. Incorreta. O sinal de morango é visto como um achatamento occipital devido à hipoplasia do mesencéfalo e achatamento dos ossos frontais devido à hipoplasia do lobo frontal. Está associado à trissomia 18.

C. Incorreta. O sinal de Spalding se caracteriza pela sobreposição dos ossos do crânio e é encontrado em situações de morte fetal.

D. Incorreta. O sinal de morango e o sinal de Spalding não estão representados na imagem.

Segundo Trimestre Obstétrico

Pergunta 2.4: Qual das afirmações a seguir é verdadeira em relação a anomalia vista na ultrassonografia (USG)?

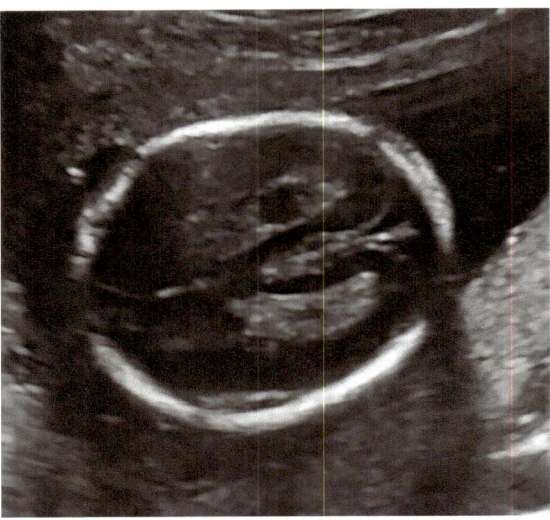

A. É formada pelo dobramento do neuroepitélio e revestida pelo epitélio.
B. Está associada à trissomia 13.
C. Outras anomalias devem ser procuradas, incluindo sobreposição dos dígitos e deformidade em equino.
D. Quando essa anomalia é vista, o próximo passo é uma amniocentese para o diagnóstico definitivo.

Resposta:

C. Correta. A imagem mostra a aparência clássica de um cisto do plexo coroide, um achado frequente, embora muitas vezes de pouco significado clínico. No entanto, há uma associação com a trissomia 18. Por este motivo, a sobreposição dos dígitos e o pé em equino devem ser excluídos na avaliação ultrassonográfica no pré-natal.

A. Incorreta. Embora sejam formados cistos do plexo coroide pelo dobramento do neuroepitélio, não é um cisto verdadeiro e não é revestido pelo epitélio. Em vez disso, os cistos do plexo coroide são formados a partir de espaços dentro do plexo coroide e são preenchidos com líquido claro (LCR) e detritos celulares.

B. Incorreta. As associações com os cistos do plexo coroide incluem trissomia 18, trissomia 21, síndrome de Klinefelter e síndrome de Aicardi. A trissomia 13 não é uma associação conhecida.

D. Incorreta. Embora os cistos do plexo coroide possam estar associados a anomalias cromossômicas, também podem ser achados isolados. Quando um plexo coroide é visto, o próximo melhor passo é um exame triplo.

Pergunta 2.5: Qual das afirmações a seguir é verdadeira dada a anomalia vista na imagem de ultrassom? A *seta* aponta para a bexiga fetal.

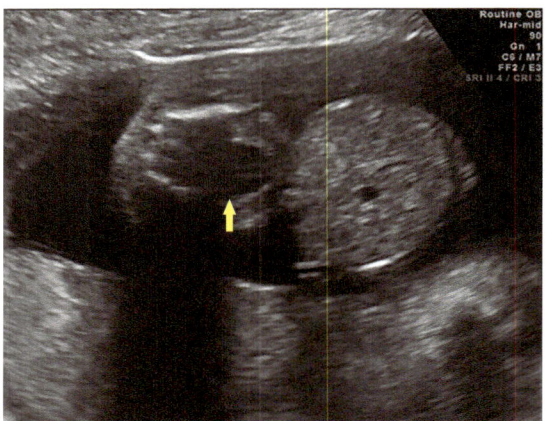

A. Outras anomalias importantes ou aneuploidias são raras.
B. Essa anomalia está comumente localizada à direita da inserção do cordão umbilical.
C. A bolha do estômago ainda deve ser visível dentro do abdome.
D. Os conteúdos abdominais são cobertos apenas por um saco de duas camadas de âmnio e peritônio.

Resposta:

D. Correta. A imagem mostra a aparência clássica de uma onfalocele, vista à direita da imagem como conteúdo abdominal herniado coberto por uma membrana. A membrana consiste de duas camadas, âmnio e peritônio.

A. Incorreta. Essa anomalia está associada a outras anomalias importantes ou aneuploidias em mais de 50% dos casos.

B. Incorreta. O cordão umbilical se insere na parte anterior do defeito da onfalocele.

C. Incorreta. Assim como a gastrosquise e as hérnias diafragmáticas congênitas, a onfalocele está associada a ausência da bolha do estômago no abdome.

Pergunta 2.6: O que é verdadeiro sobre a condição mostrada na imagem ultrassonográfica?

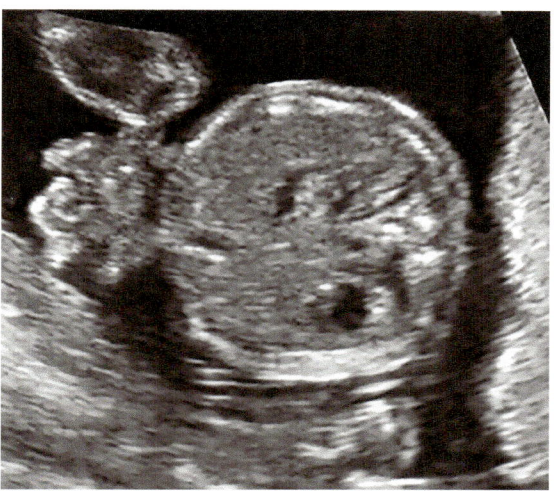

A. As anomalias associadas e aneuploidias são raras.
B. Esse é o defeito da parede abdominal anterior mais comum em fetos.
C. O cordão umbilical se insere na parte anterior do defeito.
D. A ascite fetal é uma associação comum.

Resposta:

A. Correta. A imagem mostra a aparência clássica de uma gastrosquise, com os conteúdos abdominais herniados vistos à esquerda da imagem. As anomalias associadas e aneuploidias são raras.

B. Incorreta. A onfalocele é o defeito da parede abdominal anterior mais comum em fetos, ocorrendo em 1 em 4.000 nascidos vivos. A gastrosquise ocorre em 1 em 10.000 nascidos vivos.

C. Incorreta. O cordão umbilical se insere normalmente no abdome. O defeito ocorre geralmente à direita do umbigo. O cordão umbilical se insere na parte anterior da onfalocele.

D. Incorreta. A ascite fetal não pode ocorrer na gastrosquise, pois o intestino não é coberto por uma membrana e flutua livremente pelo fluido amniótico.

Pergunta 2.7: O que é verdadeiro sobre essa condição?

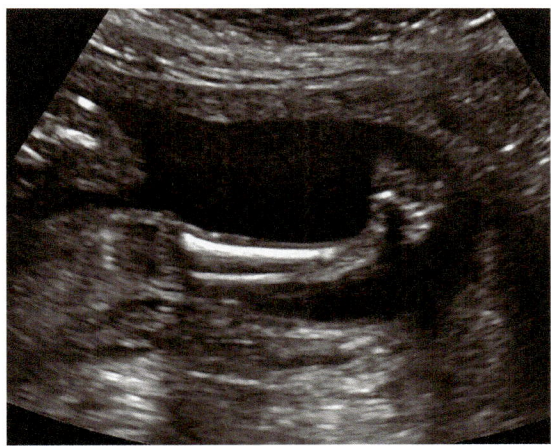

A. Quase sempre é unilateral.
B. É uma complicação temida da amniocentese precoce.
C. Não ocorre em gestações gemelares dizigóticas.
D. É geralmente vista no cenário de polidrâmnio.

Resposta:

B. Correta. A imagem mostra a clássica aparência de *talipes equinovarus* (pé torto). A visualização da tíbia/fíbula e metatarsos/falanges na mesma imagem é útil para fazer o diagnóstico na ultrassonografia pré-natal. É uma complicação temida da amniocentese precoce e está associada ao aumento de quatro vezes de *talipes equinovarus* (pé torto) em comparação com a amostragem de vilosidades coriônicas.

A. Incorreta. O pé torto congênito pode frequentemente afetar um ou ambos os pés.

C. Incorreta. O pé torto congênito pode ocorrer em qualquer tipo de gestação multifetal secundária ao apinhamento fetal.

D. Incorreta. O pé torto congênito é geralmente visto no cenário de oligoidrâmnio, presumivelmente causado pelo posicionamento fixo das extremidades fetais por falta de movimento.

Segundo Trimestre Obstétrico

Pergunta 2.8: Qual dos seguintes afirmações é a correta em relação à condição nas imagens?

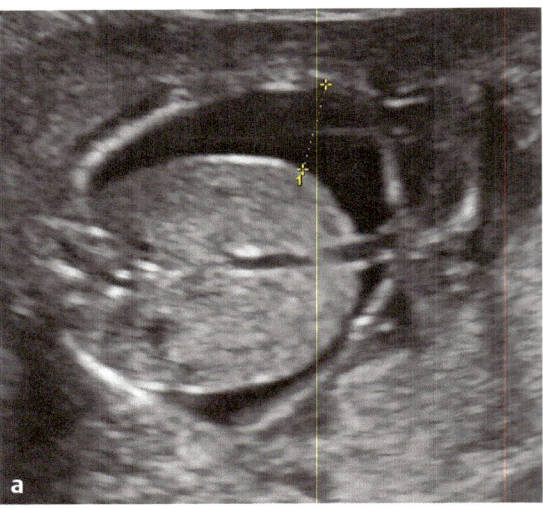

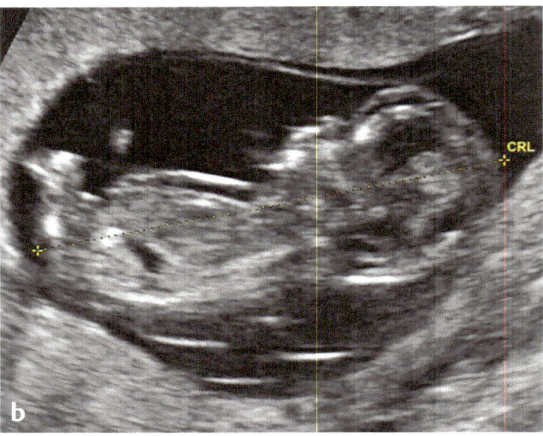

A. É caracterizada pelo excesso de fluido em pelo menos dois compartimentos do corpo.
B. Os derrames pericárdicos são incomuns nessa condição.
C. Na variedade imunomediada, é mais frequentemente causada pela incompatibilidade do tipo sanguíneo ABO.
D. O oligoidrâmnio é uma associação frequente.

Resposta:

A. Correta. As imagens mostram derrames pleurais e espessamento/edema da pele consistente com hidropisia fetal, que é caracterizada pelo excesso de fluido em pelo menos dois compartimentos do corpo.

B. Incorreta. Derrames pericárdicos e pleurais, bem como ascite, são achados típicos.

C. Incorreta. A causa mais comum para o tipo imunomediado de hidropisia fetal é a incompatibilidade Rhesus (Rh).

D. Incorreta. É mais provável que a hidropisia fetal esteja associada ao polidrâmnio.

Pergunta 2.9: Os rins estão indicados pelas *setas*. O que é verdadeiro sobre o achado retratado no rim à esquerda da imagem?

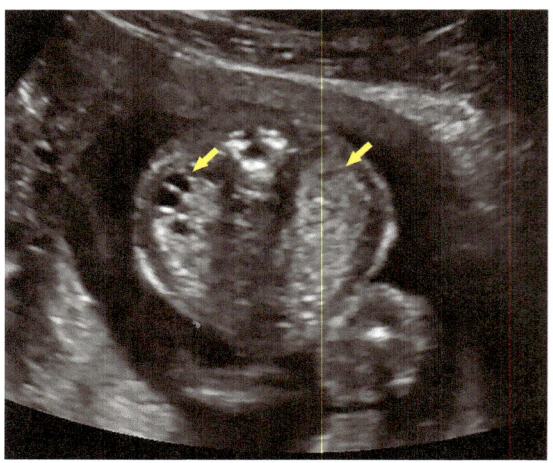

A. As alterações renais ocorrem secundariamente à obstrução ou atresia no nível do ureter distal.
B. A condição é caracterizada por múltiplos cistos comunicantes.
C. Os cistos renais podem ser um achado normal no útero.
D. O nível de fluido amniótico é geralmente normal.

Resposta:

D. Correta. A imagem mostra múltiplos cistos dentro do rim à esquerda da imagem. O parênquima renal também é um pouco ecogênico. Os achados são consistentes com rim displásico multicístico (RDM). O nível de fluido amniótico é geralmente normal no RDM.

A. Incorreta. As alterações renais do RDM ocorrem secundariamente à obstrução na pelve renal ou no ureter proximal antes de 10 semanas.

B. Incorreta. O RDM caracteriza-se pelos cistos não comunicantes que também não se comunicam com a pelve renal. Em vez disso, a obstrução da junção pieloureteral (JUP) mostra áreas fluidas que se conectam, ou seja, pelvicaliectasia.

C. Incorreta. O RMD ocorre com mais frequência unilateralmente. O RMD bilateral pode ser letal por causa de oligoidrâmnio e hipoplasia pulmonar.

Pergunta 2.10: Qual dos seguintes é correto em relação à condição retratada na imagem?

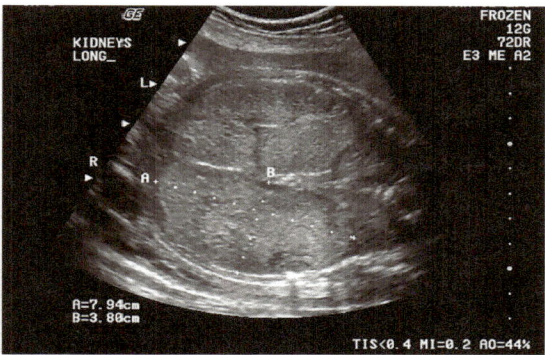

A. Essa condição é uniformemente fatal no útero ou no primeiro ano de vida.
B. Essa doença geralmente se apresenta durante o primeiro trimestre.
C. A hipoplasia pulmonar é uma complicação conhecida.
D. O nível de fluido amniótico é geralmente normal.

Resposta:

C. Correta. A imagem ultrassonográfica mostra rins ecogênicos aumentados bilateralmente, preenchendo grande parte da cavidade abdominal. Esses achados são típicos de doença renal policística autossômica recessiva (DRPAR). Frequentemente há um oligoidrâmnio associado à hipoplasia torácica. Pode-se observar o tórax estreitado no lado direito da imagem ultrassonográfica.

A. Incorreta. A forma juvenil de DRPAR pode resultar em uma expectativa de vida mais longa. Entretanto, associada à fibrose hepática leva à hipertensão portal grave na adolescência/início da idade adulta.

B. Incorreta. Os achados ultrassonográficos pré-natais típicos são geralmente detectados durante o segundo e o terceiro trimestres.

D. Incorreta. O oligoidrâmnio está associado a DRPAR.

Pergunta 2.11: Que afirmativa é a verdadeira em relação à medição que está sendo obtida?

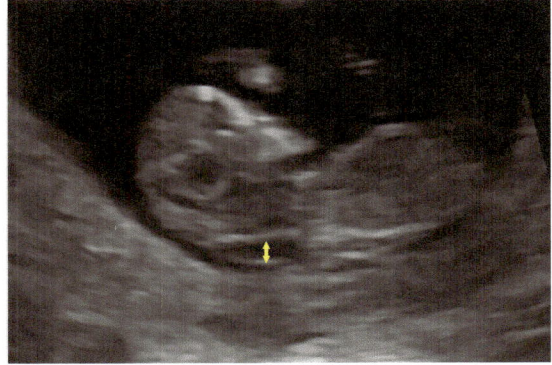

A. Essa medição deve ser obtida entre 15 e 18 semanas de idade gestacional.
B. A medição deve ser obtida com leve flexão do pescoço.
C. Uma medição maior que 3 mm é anormal.
D. Um âmnio não fundido pode levar à subestimação.

Resposta:

C. Correta. A imagem mostra a medição da translucência nucal. Que é obtida entre 11 e 14 semanas de idade gestacional. A medição é obtida da linha ecogênica interna para a linha ecogênica interna, no nível do pescoço em posição neutra. Uma medição maior que 3 mm é anormal e significa um risco aumentado de anormalidades cromossômicas, como trissomia 21.

A. Incorreta. A translucência nucal é medida entre 11 e 14 semanas de idade gestacional, mais cedo do que a prega nucal, que é medida entre 15 e 18-20 semanas.

B. Incorreta. A medição da translucência nucal é obtida ao nível do pescoço. A dobra nucal é medida no nível do cerebelo e da cisterna magna.

D. Incorreta. Um âmnio não fundido pode levar à superestimação da translucência nucal, pois o âmnio não fundido pode ser confundido com a linha da pele fetal.

Segundo Trimestre Obstétrico

Pergunta 2.12: Qual das opções é verdadeira em relação aos achados retratados na imagem a seguir?

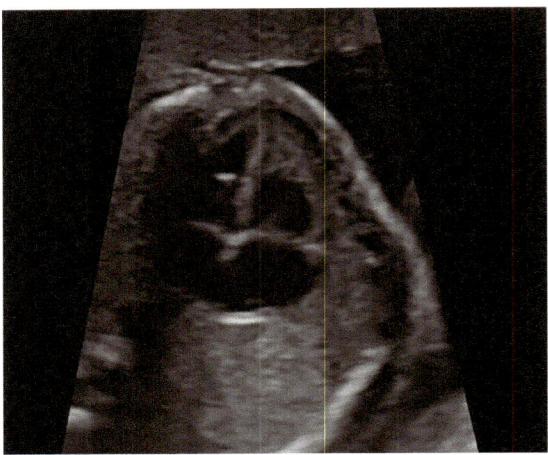

A. Representa a calcificação das cordas tendíneas.
B. Esse achado deve sempre solicitar uma análise de cariótipo.
C. O local mais comum para esse achado é o ventrículo direito.
D. O achado saliente geralmente não causa sombreamento.

Resposta:

D. Correta. A imagem ultrassonográfica retrata uma mancha cardíaca ecogênica. Essas manchas representam a mineralização do músculo papilar e geralmente não fazem sombra. Provavelmente está relacionada com o seu tamanho pequeno (geralmente 3 mm ou menos) e o movimento constante.

A. Incorreta. Representa mineralização do músculo papilar.

B. Incorreta. Embora a mancha cardíaca ecogênica possa ser um marcador suave para trissomia 21, em uma população de baixo risco, o risco levemente aumentado de síndrome de Down não requer uma análise de cariótipo.

C. Incorreta. O local mais comum para esse achado é o ventrículo esquerdo.

Pergunta 2.13: Qual das opções é verdadeira em relação ao achado retratado na imagem a seguir?

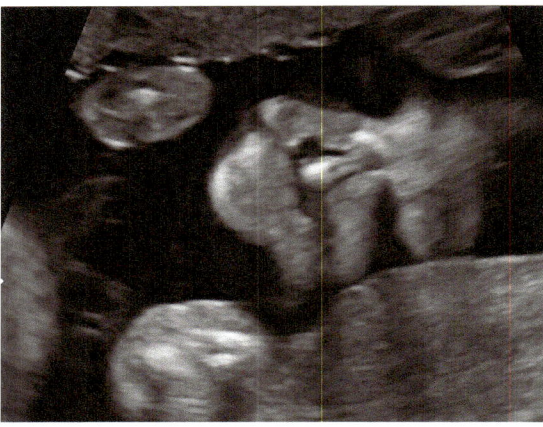

A. Essa anomalia afeta mais às mulheres que aos homens.
B. Esse achado geralmente é bilateral quando associado a holoprosencefalia.
C. O oligoidrâmnio é um achado associado comum.
D. Cinquenta por cento dos pacientes com essa condição apresentarão outras anomalias estruturais.

Resposta:

D. Correta. A imagem demonstra a aparência clássica de lábio leporino e fenda palatina. Aproximadamente 50% dos pacientes com essa condição apresentam outras anomalias, tais como trissomia 13 e 18. O lábio leporino e a fenda palatina são encontrados em 50%, lábio leporino isolado em 20% e fenda palatina isolada em 30%.

A. Incorreta. Essa anomalia afeta mais aos homens que às mulheres, representando 60 a 80% dos casos.

B. Incorreta. Os defeitos da linha média são frequentemente associados a holoprosencefalia.

C. Incorreta. Essas gestações geralmente são complicadas pelo polidrâmnio em decorrência da deglutição fetal prejudicada.

Pergunta 2.14: Qual das opções é verdadeira em relação ao achado retratado nas imagens a seguir?

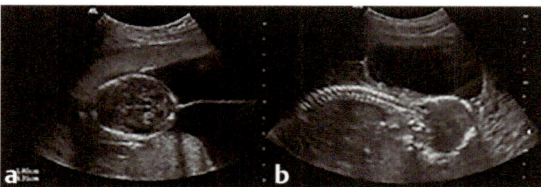

A. A síndrome de Turner é a associação mais comum.
B. Cerca de 20% dos pacientes terão uma anormalidade cromossômica associada.
C. Essa anomalia é causada pela displasia venosa.
D. Esses são vistos apenas no pescoço posterior do feto.

Resposta:

A. Correta. As imagens mostram uma grande estrutura cística septada que surge do posterior do pescoço. Esses achados são típicos de higroma cístico. A síndrome de Turner é a associação mais comum.

B. Incorreta. Cerca de 70% dos pacientes terão uma anormalidade cromossômica associada.

C. Incorreta. Essa anomalia é causada por displasia linfática com subsequente extravasamento dos vasos linfáticos causando áreas localizadas de coleções líquidas.

D. Incorreta. Os higromas císticos podem ser vistos em outras partes do corpo, incluindo as paredes torácica e abdominal.

Pergunta 2.15: Qual das opções é verdadeira em relação ao achado retratado na imagem a seguir?

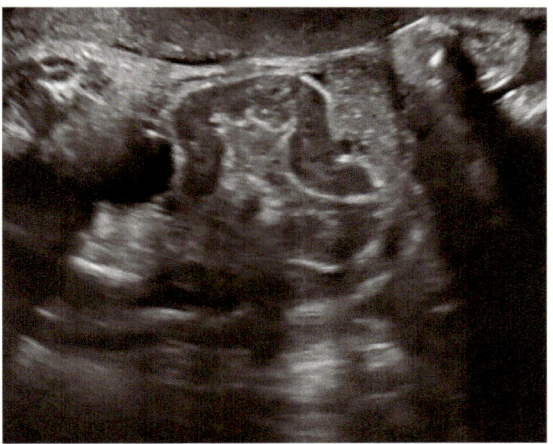

A. Geralmente é o achado mais precoce de fibrose cística.
B. A causa para esse achado geralmente se origina no cólon.
C. O oligoidrâmnio geralmente está presente.
D. A doença que mais frequentemente causa esse achado é autossômica dominante.

Resposta:

A. Correta. A imagem demonstra um segmento dilatado do intestino. Quase todos os lactentes com intestino dilatado e íleo meconial têm fibrose cística. O intestino dilatado geralmente é um achado inicial de fibrose cística.

B. Incorreta. A dilatação do intestino delgado proximal causada por mecônio espesso e pegajoso geralmente ocorre no íleo terminal e não no cólon.

C. Incorreta. O nível de fluido amniótico é geralmente normal ou alto.

D. Incorreta. A fibrose cística é uma doença hereditária autossômica recessiva.

Segundo Trimestre Obstétrico

Pergunta 2.16: Qual das opções é verdadeira em relação à condição na imagem abaixo?

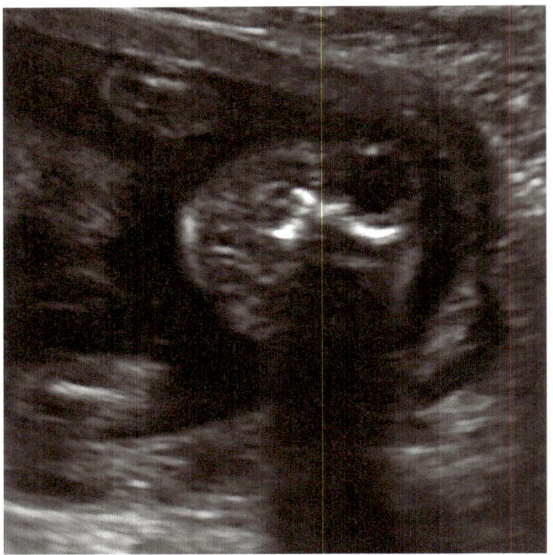

A. O diagnóstico deve ser adiado até o início do segundo trimestre.
B. O oligoidrâmnio é um achado frequente.
C. A face abaixo das órbitas geralmente é malformada.
D. Alto nível de gonadotrofina coriônica humana beta sérica materna geralmente está presente no segundo trimestre.

Resposta:

A. Correta. A imagem mostra falta de tecido supraorbitário compatível com anencefalia. Por volta de 12 a 14 semanas, a cabeça fetal e as estruturas intracranianas normais podem ser identificadas. Embora algumas dessas estruturas possam ser identificadas por meio de um exame transvaginal tão cedo quanto 9 a 10 semanas, o diagnóstico definitivo de anencefalia deve ser feito no início do segundo trimestre.

B. Incorreta. O polidrâmnio geralmente é encontrado em casos de anencefalia secundária à deglutição fetal prejudicada.

C. Incorreta. Embora haja ausência de calvária normal e tecido cerebral normal acima das órbitas, a face abaixo das órbitas geralmente é normal.

D. Incorreta. Um alto nível de alfafetoproteína sérica materna está presente no segundo trimestre.

Pergunta 2.17: Em relação ao achado abaixo, que afirmação está correta?

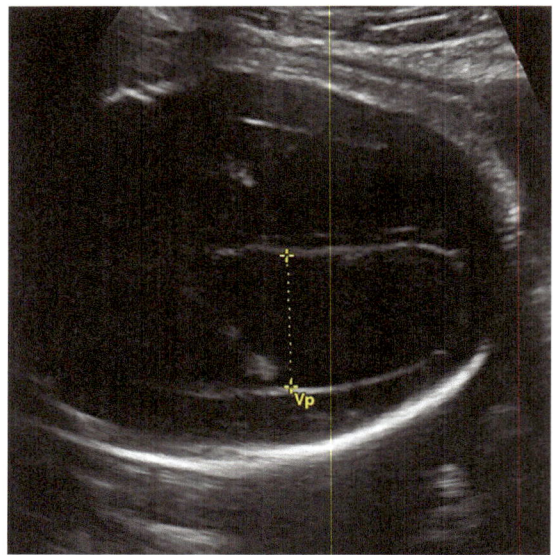

A. O achado está dentro dos limites normais.
B. O limite superior para o diâmetro ventricular lateral é de 10 mm no segundo trimestre e 20 mm no terceiro trimestre.
C. O prognóstico fetal está relacionado com a espessura cortical cerebral.
D. Uma pequena quantidade de líquido entre o plexo coroide e a parede medial do ventrículo lateral é diagnóstica para hidrocefalia entre 18 e 20 semanas de gestação.

Resposta:

C. Correta. A imagem demonstra ventriculomegalia grave com o clássico sinal do plexo coroide pendente. O prognóstico fetal está relacionado com a espessura cortical cerebral.

A. Incorreta. Os achados de imagem são grosseiramente anormais.

B. Incorreta. O limite superior para o diâmetro ventricular lateral é de 10 mm durante toda a gravidez.

D. Incorreta. Entre 18 e 20 semanas de gestação, uma pequena quantidade de líquido entre a parede medial do ventrículo lateral e o plexo coroide pode ser um achado normal.

Pergunta 2.18: Esta imagem ultrassonográfica foi obtida no nível do abdome superior. Qual anormalidade cromossômica é mais provável de estar presente?

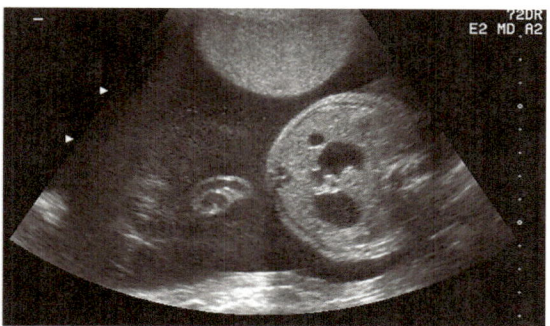

A. Trissomia 13.
B. Trissomia 18.
C. Trissomia 21.
D. Síndrome de Meckel-Gruber.

Resposta:

C. Correta. A imagem mostra o clássico "sinal de bolha dupla", marca registrada da atresia duodenal. A trissomia 21 é a anomalia cromossômica mais comum associada à atresia duodenal.

A. Incorreta. A trissomia 13 normalmente não está associada à atresia duodenal.

B. Incorreta. A trissomia 18 normalmente não está associada à atresia duodenal.

D. Incorreta. A síndrome de Meckel-Gruber normalmente não está associada à atresia duodenal.

Pergunta 2.19: Essa imagem ultrassonográfica foi obtida no segmento uterino inferior no segundo trimestre de uma mulher de 32 anos. Que achado está sendo mostrado?

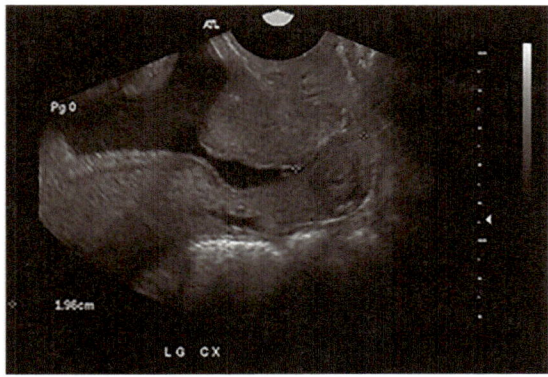

A. Incompetência cervical.
B. Placenta prévia.
C. Pólipo cervical.
D. Ruptura prematura das membranas.

Resposta:

A. Correta. A imagem mostra uma visão longitudinal do colo do útero mostrando afunilamento e encurtamento do colo do útero consistente com incompetência cervical.

B. Incorreta. A placenta não está na imagem.

C. Incorreta. Não há presença de pólipo cervical.

D. Incorreta. A incompetência cervical está associada à ruptura prematura das membranas (RPM). A principal manifestação ultrassonográfica da RPM é o oligoidrâmnio ou o anidrâmnio.

Segundo Trimestre Obstétrico

Pergunta 2.20: Qual é o comprimento normal do colo do útero na gravidez?

A. Pelo menos 2 cm.
B. Pelo menos 3 cm.
C. Pelo menos 4 cm.
D. Pelo menos 5 cm.

Resposta:

B. Correta. O colo do útero deve ter pelo menos 3 cm de comprimento na gravidez.

A, C, D – Incorretas.

Pergunta 2.21: Que achado é retratado nesta ultrassonografia do útero inferior?

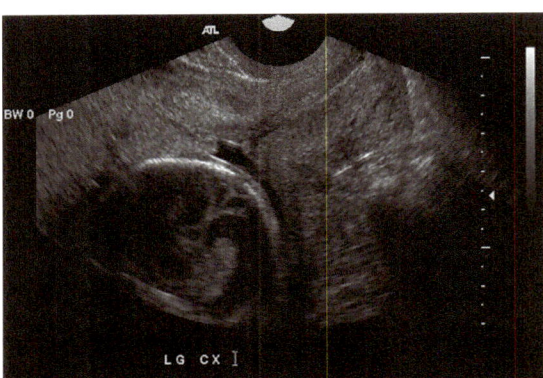

A. Placenta prévia marginal.
B. Vasa prévia.
C. Placenta prévia parcial.
D. Descolamento da placenta.

Resposta:

A. Correta. A imagem mostra a borda inferior da placenta se aproximando, mas não cobrindo o orifício interno do colo uterino. O que é consistente com placenta prévia marginal.

B. Incorreta. A vasa prévia é caracterizada por vasos placentários que atravessam o orifício interno do colo uterino e geralmente está associada a um lobo sucenturiado da placenta e inserção velamentosa do cordão. Essa condição pode ser complicada pela hemorragia da circulação fetal e retenção de placenta.

C. Incorreta. Na placenta prévia parcial, ela cobre o orifício cervical, embora, de forma incompleta.

D. Incorreta. O descolamento da placenta se caracteriza pela separação prematura da placenta do útero. O que não é mostrado na imagem fornecida.

Leituras Complementares

Cunningham FG, et al. Williams Obstetrics. New York, NY: McGraw-Hill Education; 2009

Doubilet PM, Benson CB. Atlas of Ultrasound in Obstetrics and Gynecology: A Multimedia Reference. Philadelphia, PA: Lippincott Williams & Wilkins; 2012

Elsayes KM, Trout AT, Friedkin AM, et al. Imaging of the placenta: a multimodality pictorial review. Radiographics 2009;29(5):1371–1391

Middleton WD, Kurtz AB, Hertzberg BS. Ultrasound: The Requisites. St. Louis, Mo: Mosby; 2004

Spalding AB. A pathognomonic sign of intra-uterine death. Surg Gynecol Obstetrics 1922;34:754

Capítulo 3 Pediatria

Edward Richer

3 Perguntas e Respostas

Pergunta 3.1: O que é verdadeiro em relação ao achado principal na imagem (**a**)?

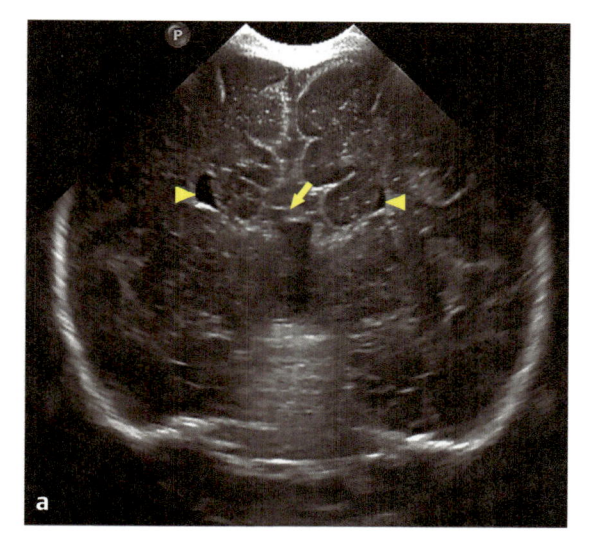

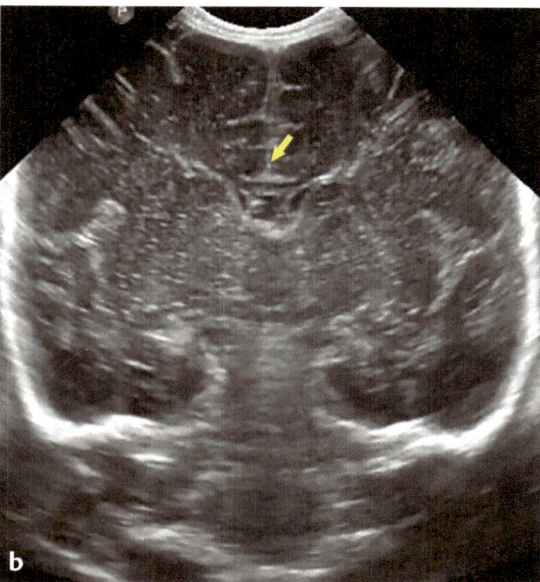

A. É geralmente sequela da prematuridade.
B. Geralmente está associada a outras anormalidades estruturais, incluindo Chiari I e II.
C. Causa frequente de hidrocefalia.
D. Ocorre por anormalidade do desenvolvimento de posterior a anterior.

Resposta:

B. Correta. Essa imagem coronal de um ultrassom craniano demonstra a agenesia do corpo caloso (ACC), que geralmente está associada a outras anomalias estruturais do cérebro, incluindo as malformações de Chiari. Note a ausência do corpo hipoecoico fino normal na imagem (**a**, *seta*), comparada com o corpo normal na imagem (**b**, *seta*). Note também os ventrículos laterais amplamente espaçados (*pontas de seta*), um achado que foi denominado sinal do chifre de touro "Texas Longhorn" ou do alce "Bullwinkle".

A. Incorreta. ACC é um transtorno do desenvolvimento não relacionado com a prematuridade.

C. Incorreta. ACC em si e por si só não causa hidrocefalia.

D. Incorreta. O corpo caloso desenvolve-se na direção de anterior a posterior.

Pediatria

Pergunta 3.2: Qual é a característica ultrassonográfica mais confiável desse diagnóstico?

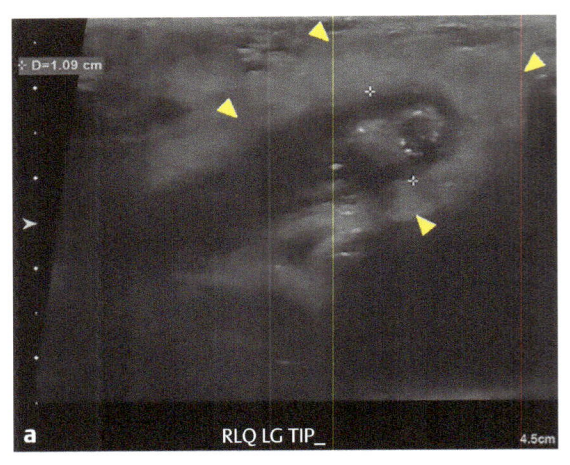

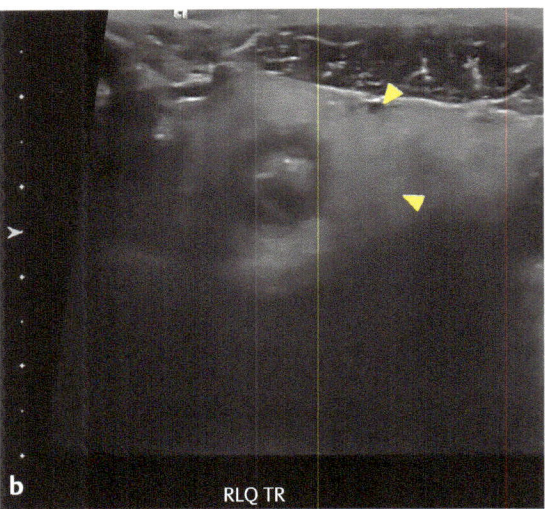

Resposta:

D. Correta. As imagens longitudinais e transversais demonstram um apêndice dilatado medindo 1,1 cm, com perda de ecotextura da parede normal, sombreamento apendicólito e aumento da ecotextura da gordura periapêndice (*pontas de seta*). Múltiplas características ultrassonográficas são consideradas no diagnóstico de apendicite aguda, incluindo diâmetro, presença de apendicólito, hiperemia, gordura ecogênica, líquido livre e presença de abscesso; entretanto, a gordura ecogênica demonstrou ter a mais forte associação com a apendicite aguda, índice de probabilidade (*odds ratio*) de 63-69.

A. Incorreta. Há uma sobreposição entre os casos anormais e normais, em que apêndices normais medem mais de 6 mm e alguns casos anormais com menos de 6 mm. *Odds ratio* de 13-15.

B. Incorreta. O líquido livre é inespecífico e tem um *odds ratio* de 1,7 para apendicite.

C. Incorreta. A hiperemia anormal tem um *odds ratio* para apendicite maior que o diâmetro (OR = 21), mas não tão alto como aquele para gordura ecogênica.

A. Diâmetro maior que 6 mm.
B. Líquido livre no quadrante inferior direito.
C. Hiperemia anormal.
D. Aumento da ecotextura de gordura adjacente.

Pergunta 3.3: O que é verdadeiro em relação a essa condição?

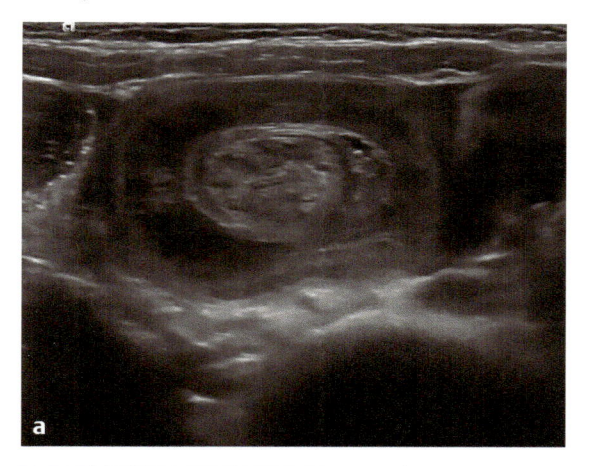

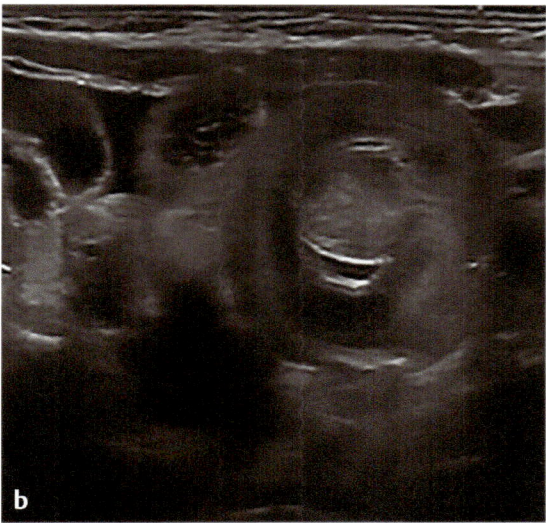

Resposta:

A. Correta. As imagens transversais demonstram a aparência em alvo típica da intussuscepção ileocólica. Os sintomas do paciente são variáveis, mas podem incluir preocupação exagerada, letargia, câimbra intermitente ou dor em cólica abdominal e, algumas vezes, fezes sanguinolentas. As radiografias são normais em até 50% dos casos, e, por essa razão, o ultrassom é o exame de primeira linha para intussuscepção. Os achados clássicos incluem o sinal em "alvo" em imagens transversais e o sinal de "pseudorrim" em imagens longitudinais.

B. Incorreta. O enema terapêutico em radiologia geralmente é tentado antes da intervenção cirúrgica.

C. Incorreta. A intussuscepção ileocólica requer o tratamento definitivo com enema ou cirurgia para prevenir a isquemia intestinal. As intussuscepções enteroentéricas são menores e geralmente de natureza transitória.

D. Incorreta. A faixa etária típica para a intussuscepção ileocólica idiopática é de 3 meses a 3 anos. Um paciente idoso com intussuscepção aumenta a possibilidade de um ponto de intersecção patológico.

A. O paciente pode apresentar dor abdominal em cólica e fezes sanguinolentas.
B. Em geral, o paciente é conduzido imediatamente à cirurgia.
C. Nenhum tratamento é necessário pois essa condição normalmente é transitória e se resolve de maneira espontânea.
D. É provável que o paciente esteja na faixa etária de 5 a 7 anos.

Pediatria

Pergunta 3.4: Os fatores técnicos que podem obscurecer a área de interesse e impedir o diagnóstico acurado dessa condição incluem todas as opções com exceção de qual das seguintes?

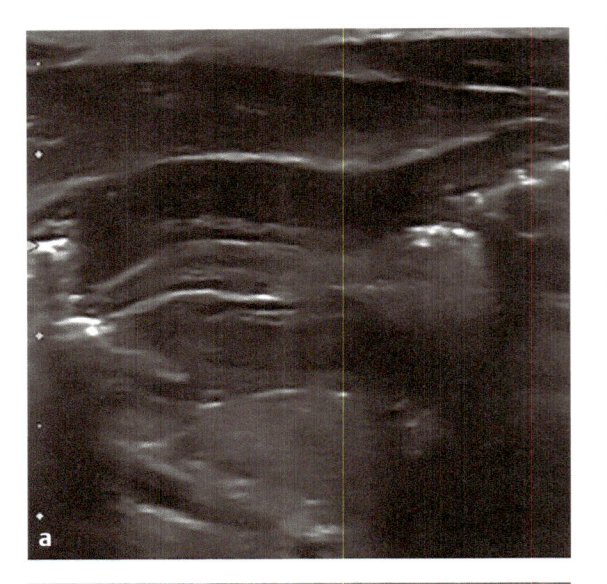

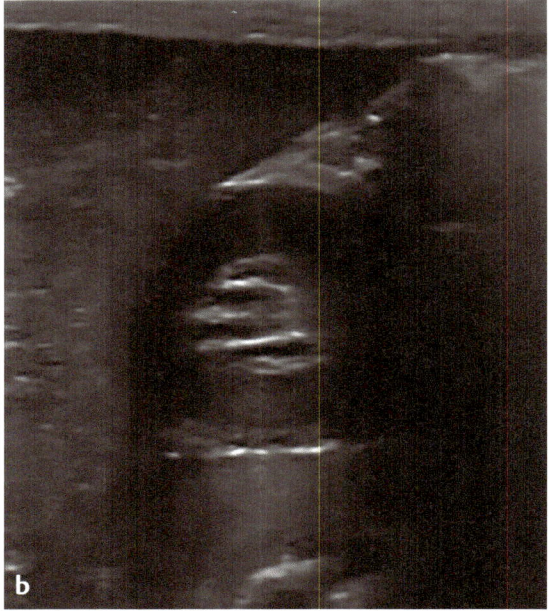

A. Superdistensão do estômago, deslocamento do piloro em direção posterior.
B. O paciente em posição oblíqua anterior direita (OAD), causando sombreamento por gás acumulado no antro gástrico e piloro.
C. Obter a imagem do paciente durante sua alimentação ativa em mamadeira.
D. Obtenção de imagem de curta duração, de 1 a 2 minutos.

Resposta:

C. Correta. As imagens longitudinais e transversais através do piloro mostram um piloro com paredes anormalmente espessas e alongadas compatíveis com estenose pilórica hipertrófica (HPS). Os critérios para a HPS incluem uma espessura de parede muscular ≥ 3 mm e um comprimento de canal ≥ 17 mm. Em geral, solicita-se administrar ao paciente uma fórmula de leite em pó, leite materno ou água com açúcar durante uma ultrassonografia para distender parcialmente o estômago e visualizar o esvaziamento de conteúdos gástricos através do piloro.

A. Incorreta. Um estômago superdistendido causa o deslocamento do piloro em direção posterior/mais profundamente no abdome, o que pode então limitar a visualização.

B. Incorreta. A posição RAO provoca o acúmulo de gás na porção distal do estômago e pode obscurecer a visualização. Se isso ocorrer, rolar o paciente para a posição oblíqua esquerda anterior pode deslocar o gás para fora do piloro.

D. Incorreta. A obtenção de imagem de curta duração pode diagnosticar imprecisamente o espessamento pilórico transitório decorrente de pilorospasmo como HPS verdadeiro.

Pergunta 3.5: Qual achado neste caso é mais sugestivo do diagnóstico correto?

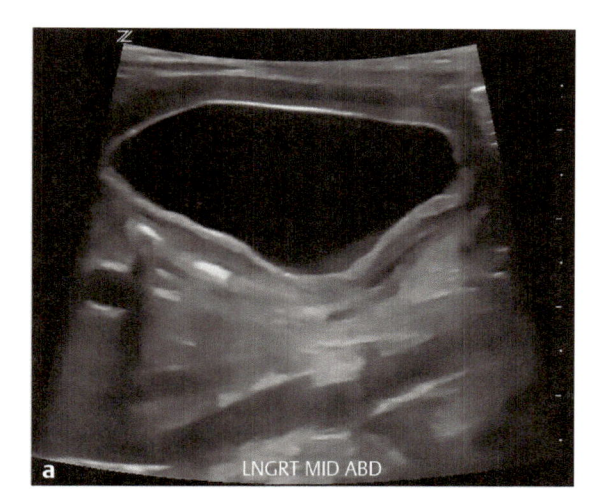

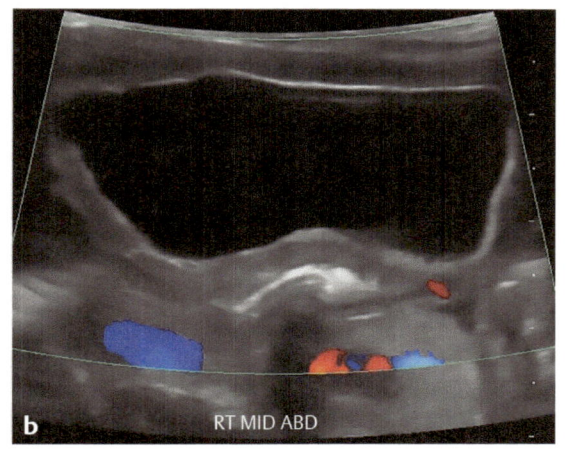

A. Camadas alternadas ecogênicas e hipoecoicas.
B. Ausência de fluxo vascular.
C. Localização dentro do abdome.
D. Tamanho da lesão.

Resposta:

A. Correta. Uma estrutura cística é demonstrada na porção média direita do abdome com uma parede que consiste em camadas ecogênicas e hipoecoicas alternadas, também conhecida como a "assinatura do intestino". A camada ecogênica interna representa a mucosa, enquanto a camada hipoecoica representa a camada muscular nesse cisto de duplicação gastrointestinal. Algumas vezes, a camada ecogênica serosa externa também pode ser vista. Essa ecotextura alternada da parede sugere fortemente o diagnóstico de cisto de duplicação gastrointestinal em vez de outros cistos abdominais, como cisto do colédoco ou ovariano, ou pseudocistos de mecônio.

B. Incorreta. A ausência de fluxo vascular não diferencia entre os cistos abdominais pediátricos.

C. Incorreta. Os cistos de duplicação gastrointestinais podem ocorrer em qualquer parte no abdome, e os cistos de ovários/ovarianos podem ser grandes ou em localização alta no abdome em recém-nascidos do sexo feminino.

D. Incorreta. O tamanho da lesão não diferencia de maneira confiável os cistos abdominais pediátricos.

Pediatria

Pergunta 3.6: Que outro órgão tem maior probabilidade de ser afetado neste neonato?

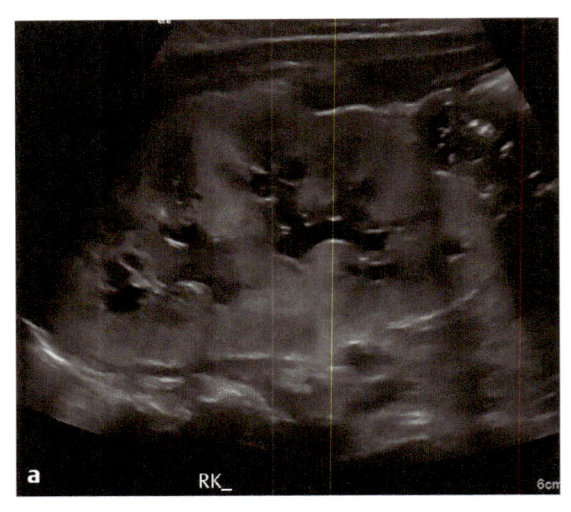

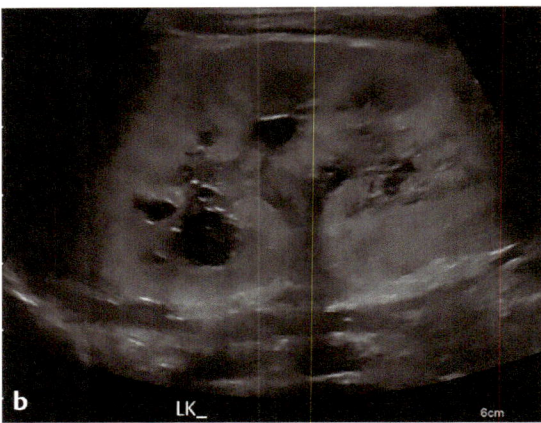

A. Pâncreas.
B. Adrenais.
C. Baço.
D. Fígado.

Resposta:

D. Correta. As imagens sagitais de ambos os rins nesse recém-nascido demonstram rins bilaterais ecogênicos aumentados de tamanho, com numerosos cistos pequenos compatíveis com doença renal policística (ARPKD) autossômica recessiva. Os neonatos com ARPKD apresentam classicamente a sequela da sequência de Potter e hipoplasia pulmonar devido a oligo-hidrâmnio no útero. O fígado também é afetado na ARPKD, em geral de forma inversamente proporcional à gravidade do envolvimento renal. A fibrose hepática e os cistos são os achados mais comuns.

A, B, C – Incorretas. Os órgãos mencionados geralmente não são acometidos na ARPKD.

Pergunta 3.7: Com base nas imagens de ultrassom, qual das seguintes opções você recomendaria?

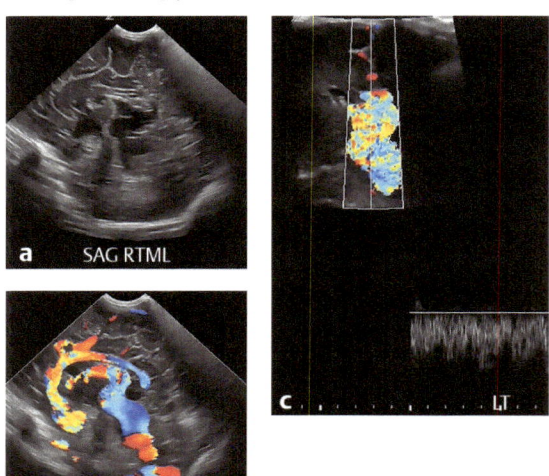

A. Ultrassom abdominal para avaliação de hemangiomas hepáticos.
B. Tomografia computadorizada (TC) de tórax para avaliação de malformações arteriovenosas (síndrome de Osler-Weber-Rendu).
C. Radiografia de tórax para avaliação de insuficiência cardíaca.
D. Tomografia computadorizada por emissão de pósitron (PET)-CT para avaliação de metástases associadas.

Resposta:

C. Correta. As imagens sagitais de um ultrassom craniano mostram uma estrutura vascular anormal proeminente, com fluxo sanguíneo venoso na face posterior do cérebro, nesse neonato. A localização e a aparência na ultrassonografia são características da malformação da veia cerebral magna ou veia de Galeno (VOG), ou fístula arteriovenosa prosencefálica mediana. Esta é uma malformação rara, mas classicamente está associada a uma insuficiência cardíaca de alto débito devido a um *shunt* arteriovenoso, com até 80% do débito cardíaco desviado através da lesão. Uma radiografia de tórax ajudará na avaliação para insuficiência cardíaca.

A, B, D – Incorretas. A malformação VOG não está associada a hemangiomas hepáticos.

Pergunta 3.8: O Doppler nesse neonato com enzimas hepáticas elevadas é descrito melhor por qual das seguintes alternativas?

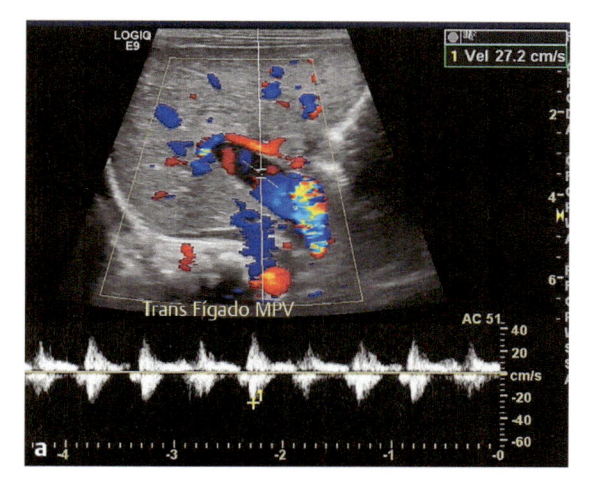

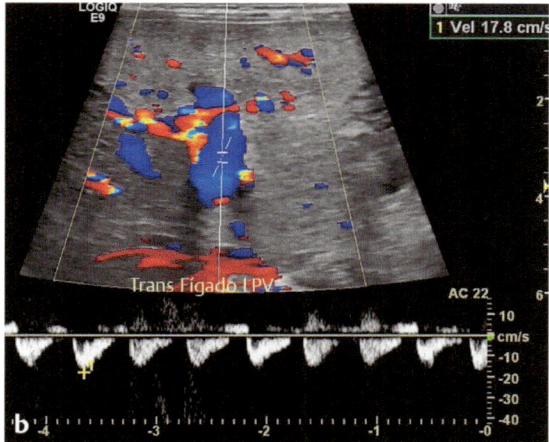

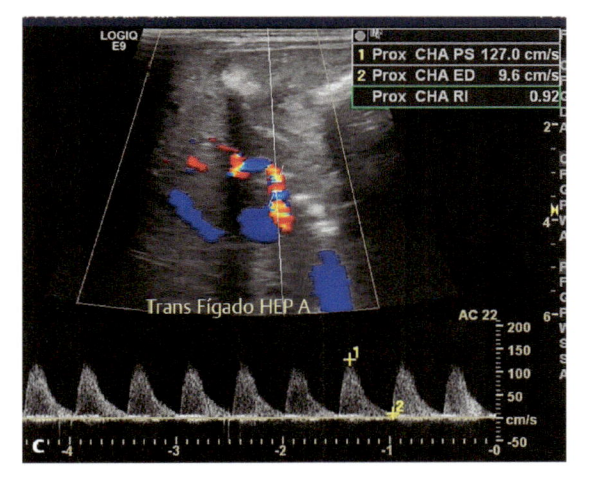

A. Fluxo normal da artéria hepática e venoso portal e formas de onda.
B. Fluxo normal da artéria hepática e formas de onda, fluxo reverso e forma de onda arterializada na veia porta.
C. Forma de onda de pulso *parvus tardus* na artéria hepática indicativa de estenose arterial, fluxo normal da veia porta.
D. Fluxo normal da artéria hepática, Doppler anormal da veia portal é causado por artefato devido aos ajustes incorretos do ângulo do Doppler.

Resposta:

B. Correta. A obtenção de imagens do fígado com Doppler mostra a inversão anormal do fluxo sanguíneo na veia porta principal e esquerda com formas de onda arterializadas. As formas de onda da artéria hepática e a direção do fluxo são normais. O fluxo da veia porta deve seguir na direção do transdutor (hepatopetal), exceto na divisão posterior da veia porta direita na qual o fluxo está distante do transdutor por causa da anatomia dessa veia. A inversão do fluxo da veia porta pode ser vista na hipertensão portal grave ou no *shunt* arteriovenoso, que foi o diagnóstico neste caso.

A. Incorreta. O fluxo da veia porta e as formas de onda são anormais.

C. Incorreta. A forma de onda arterial é normal e não mostra morfologia *parvus tardus*.

D. Incorreta. O ângulo do Doppler parece selecionado de maneira adequada e não produziria uma forma de onda arterializada da veia porta mesmo se incorretamente selecionado.

Pediatria

Pergunta 3.9: Em um paciente com essa condição, a incontinência urinária constante ou o gotejamento pode ser uma indicação de qual achado? Qual estudo por imagem poderia avaliar adicionalmente para esse achado?

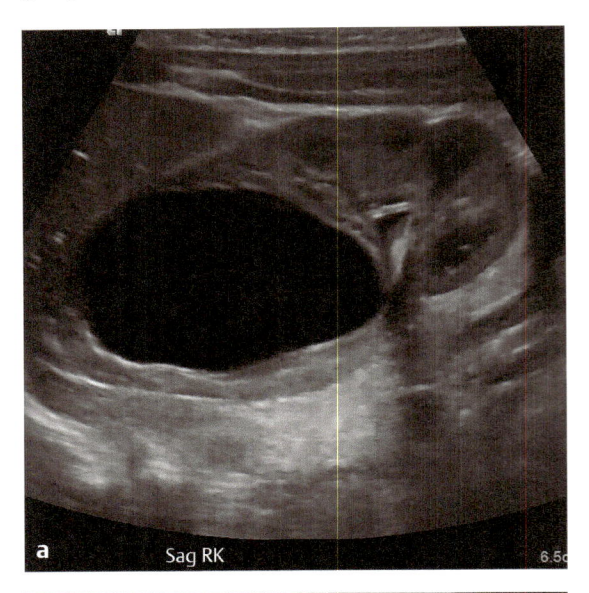

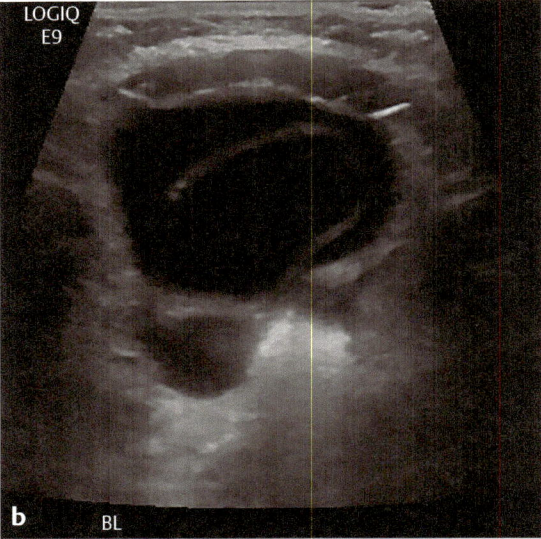

A. Ureter ectópico que se insere na uretra ou vagina; pode ser realizada uma urografia por ressonância magnética.
B. Instabilidade do músculo detrusor; pode ser realizado um estudo urodinâmico.
C. Hidronefrose grave; pode ser realizado uma varredura MAG3 com Lasix.
D. Bexiga neurogênica; pode ser realizado um cistograma por fluoroscopia.

Resposta:

A. Correta. As imagens demonstram a duplicação renal, com uma dilatação assimétrica do sistema coletor no polo superior do rim direito, e uma ureterocele no lado direito e dentro da bexiga. Nas duplicações renais, o ureter da metade superior tende a se inserir inferomedialmente (regra de Weigert-Meyer), e em alguns casos pode inserir-se ectopicamente em outras estruturas que não a bexiga, como na vagina, na uretra ou nas vesículas seminais. A inserção na estrutura sem um mecanismo de esfíncter, como a vagina, pode produzir constante gotejamento e incontinência urinária. A urografia por ressonância magnética (RM) seria a melhor escolha para a obtenção de outras imagens em crianças, pois a inserção ectópica seria bem demonstrada sem expor o paciente à radiação.

B. Incorreta. A instabilidade do músculo detrusor pode causar incontinência intermitente, mas não umidade constante nesse paciente.

C. Incorreta. A hidronefrose não produziria incontinência.

D. Incorreta. A bexiga neurogênica poderia produzir incontinência intermitente, mas não umidade constante neste paciente.

Pergunta 3.10: Recém-nascido submetido a ultrassonografia para hidronefrose detectada na ultrassonografia pré-natal. Uma lesão no espaço suprarrenal esquerdo foi incidentalmente descoberta durante a obtenção de imagem do rim esquerdo e mostrada nas imagens abaixo. Quais são suas recomendações para o tratamento?

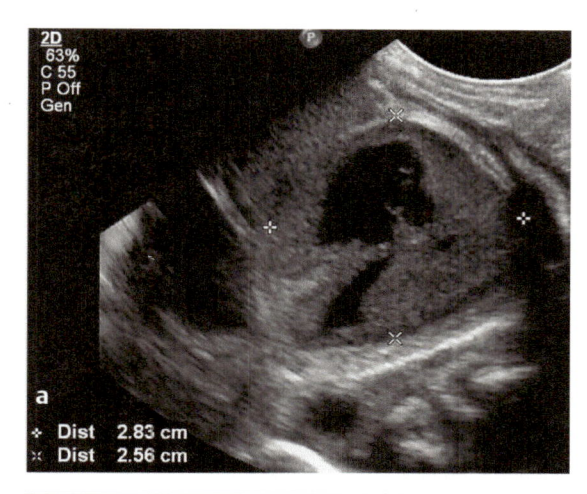

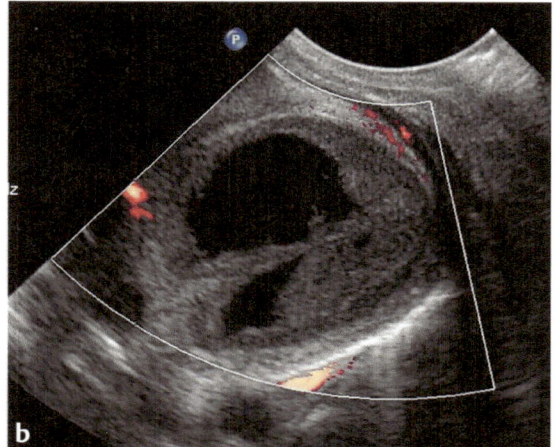

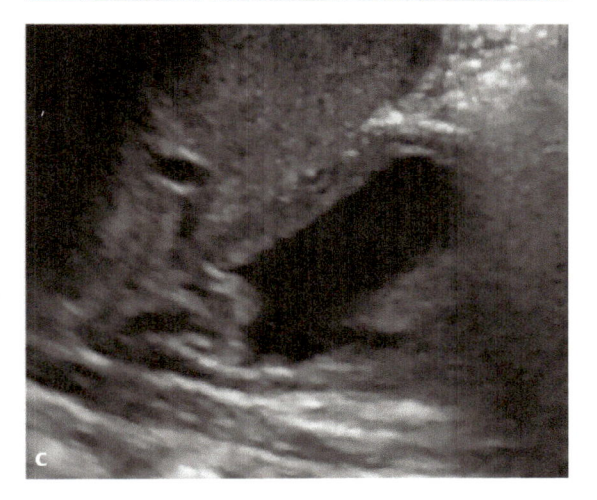

A. Encaminhamento urgente a um cirurgião pediátrico para ressecção cirúrgica.
B. IRM abdominal para caracterização adicional.
C. Acompanhamento a curto prazo por ultrassom.
D. Biopsia guiada por imagem de radiologia intervencionista.

Resposta:

C. Correta. As imagens mostram uma massa suprarrenal esquerda complexa, sólida e cística. Em um recém-nascido, o principal diagnóstico diferencial é a hemorragia adrenal e o neuroblastoma neonatal. A ausência de fluxo sanguíneo nas imagens com Doppler é mais sugestiva de hemorragia. Como o neuroblastoma neonatal tem um prognóstico relativamente bom, uma massa adrenal em um recém-nascido pode ser acompanhada com segurança por ultrassom a curto prazo para avaliar para alterações. Nas imagens de acompanhamento, houve diminuição do tamanho geral e dos componentes sólidos da lesão, conforme o esperado para hemorragia. A expectativa para o neuroblastoma seria o tamanho permanecer estável, se não se dilatar.

A. Incorreta. A hemorragia adrenal não requer a ressecção cirúrgica. O neuroblastoma neonatal também não é ressecado com urgência.

B. Incorreta. O ultrassom seria logisticamente mais fácil e mais custo-efetivo para acompanhar essa lesão do que a IRM.

D. Incorreta. Os achados são sugestivos de hemorragia e a biopsia não é indicada.

Pediatria

Pergunta 3.11: Menina de 9 anos de idade, sob outros aspectos saudável, submetida à uma ultrassonografia renal para avaliação de infecções do trato urinário. As possíveis explicações para esses achados incluem todas com exceção de qual das seguintes opções?

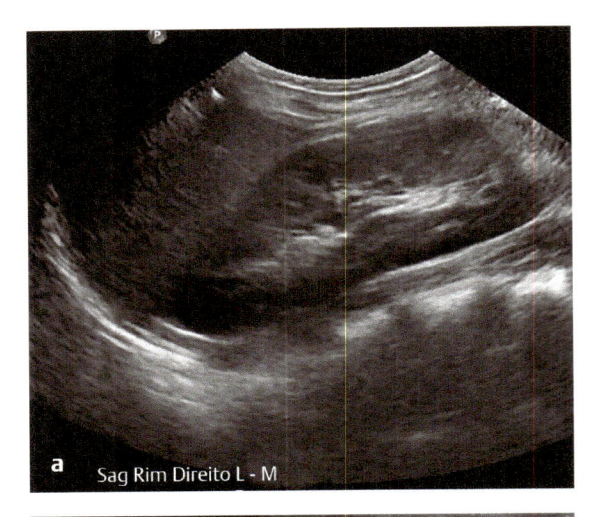

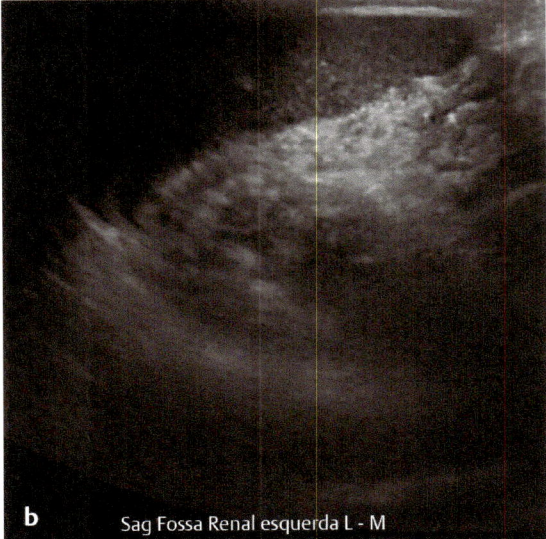

A. Grave formação cicatricial e atrofia renal devido a múltiplas infecções ("o rim devastado").
B. Rim pélvico.
C. Ectopia fundida cruzada.
D. Rim displásico multicístico (MCDK) involuído.

Resposta:

A. Correta. As imagens de ambas as fossas renais mostram um rim direito normal com uma fossa renal esquerda vazia além do baço e gás intestinal. Não foi visualizado nenhum tecido renal esquerdo normal. O ultrassonografista deve direcionar a varredura para a pelve para avaliação de rim pélvico e examinar cuidadosamente o polo inferior do rim direito para procurar por ectopia renal cruzada com fusão. Se a ectopia renal não for encontrada, outras explicações para uma fossa renal vazia incluiriam agenesia renal, involução de MCDK, ou nefrectomia prévia. Múltiplas infecções do trato urinário podem produzir formação cicatricial e atrofia renal, mas geralmente não a ponto de não se visualizar mais o rim.

B, C, D – Incorretas. Essa condição pode produzir uma fossa renal vazia.

Pergunta 3.12: Menino de 3 meses de idade com hidronefrose na ultrassonografia pré-natal, submetido à primeira ultrassonografia pós-natal. Com base nas imagens apresentadas, qual seria o próximo passo mais adequado no tratamento para confirmar o diagnóstico?

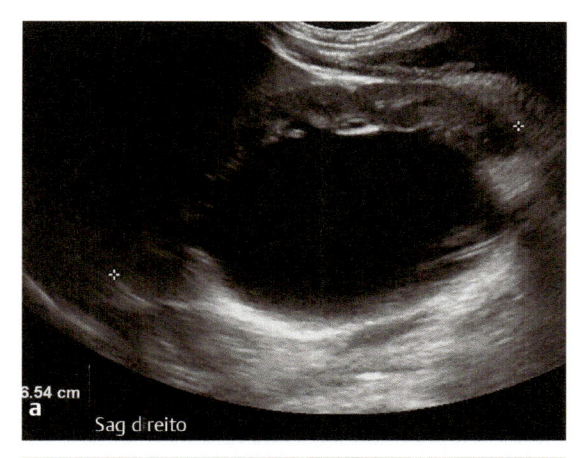

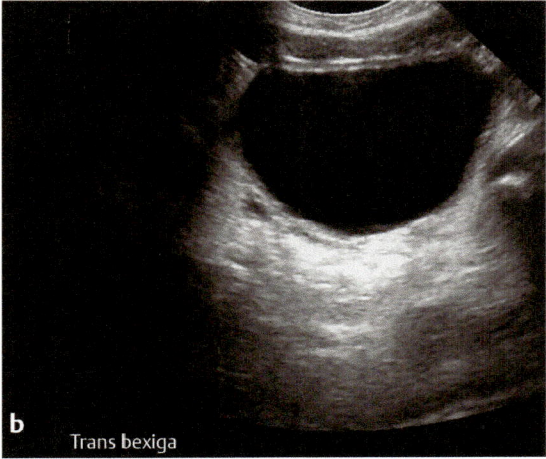

A. Cistouretrografia retrógrada miccional para valvas uretrais posteriores (VUP).
B. CT abdominal e pélvica para cálculos ureterais distais.
C. Encaminhamento para urologia para colocação urgente de *stent* ureteral.
D. Varredura MAG3 para obstrução da junção ureteropélvica (OJUP).

Resposta:

D. Correta. A primeira imagem mostra uma pelve renal direita acentuadamente dilatada com leve dilatação calicial. A segunda imagem mostra uma bexiga com paredes lisas normais sem dilatação ureteral distal. A combinação de achados é condizente com OJUP. A causa de OJUP em crianças não está inteiramente esclarecida, mas acredita-se que se deva geralmente a um músculo liso anormal na JUP que impede o relaxamento normal. Outra causa, em alguns casos, deve-se a um vaso sanguíneo que cruza e comprime a JUP. O rim contralateral deve ser avaliado para anomalias associadas, incluindo a duplicação e MCDK. O próximo passo mais apropriado do tratamento é MAG3 com Lasix, pois o exame confirmará o retardo na drenagem através do sistema obstruído.

A. Incorreta. A parede lisa da bexiga e a ausência de dilatação ureteral argumentam contra valvas uretrais posteriores.

B. Incorreta. A obstrução por cálculos renais é incomum em neonatos e a morfologia pélvica é sugestiva de OJUP.

C. Incorreta. A cirurgia típica para OJUP é a pieloplastia em vez da colocação de *stent* ureteral.

Pediatria

Pergunta 3.13: Menina de 10 anos de idade com TSH ligeiramente elevado, encaminhada para ultrassonografia da tireoide para excluir nódulo ou bócio. Qual seria o melhor passo subsequente para confirmar o diagnóstico?

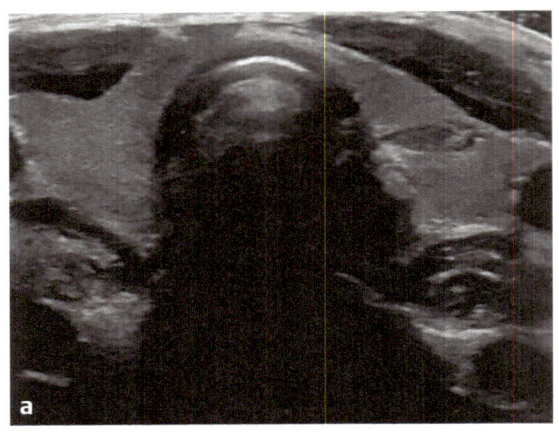

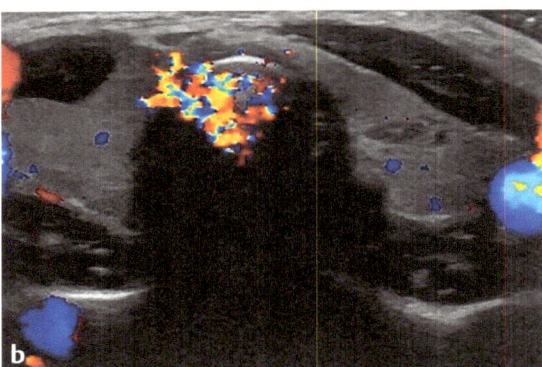

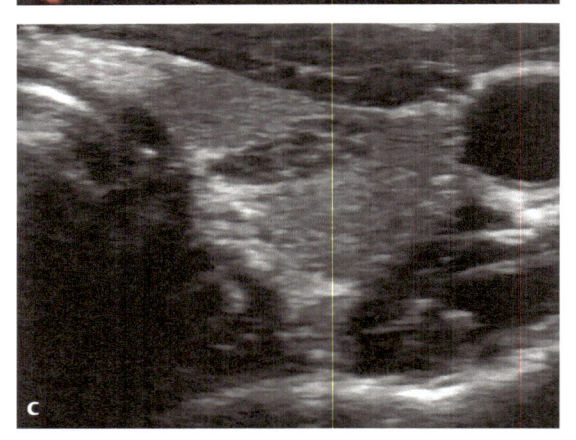

A. Este é um cisto coloide benigno e não é necessário nenhum outro exame.
B. Comparação com a imagem de ultrassom de outro órgão.
C. Aspiração percutânea com agulha fina (FNA) guiada por ultrassom pois o nódulo é relacionado com câncer tireóideo papilar.
D. CT do pescoço com contraste para o planejamento cirúrgico.

Resposta:

B. Correta. As imagens iniciais mostram um nódulo ovoide no lobo tireóideo esquerdo com finas septações internas e pequenos focos ecogênicos. Não há um fluxo vascular interno, calcificação ou cápsula. O nódulo não tem a aparência espongiforme mais típica de um nódulo coloide e não há um artefato em cauda de cometa. As imagens do timo confirmaram que o nódulo tinha ecotextura idêntica. O nódulo era compatível com tecido tímico intratireóideo ectópico. Durante a gestação, o timo surge da terceira e da quarta bolsas faríngeas, e migra caudalmente para a sua posição intratorácica normal. Restos tímicos ectópicos podem ocorrer em qualquer parte ao longo do trajeto de descida.

A. Incorreta. As características ultrassonográficas do nódulo não são sugestivas de cisto coloide.

C. Incorreta. As características da imagem não são sugestivas de câncer, e não é necessário realizar FNA para confirmar tecido tímico ectópico porque tem aparência idêntica ao timo.

D. Incorreta. A TC não caracterizaria melhor essa lesão que o ultrassom.

Pergunta 3.14: Menino de 14 anos de idade, ultrassom renal com Doppler para avaliar hipertensão refratária a dois medicamentos. Um angiograma renal também é mostrado. Qual das seguintes alternativas é verdadeira em relação a essa condição?

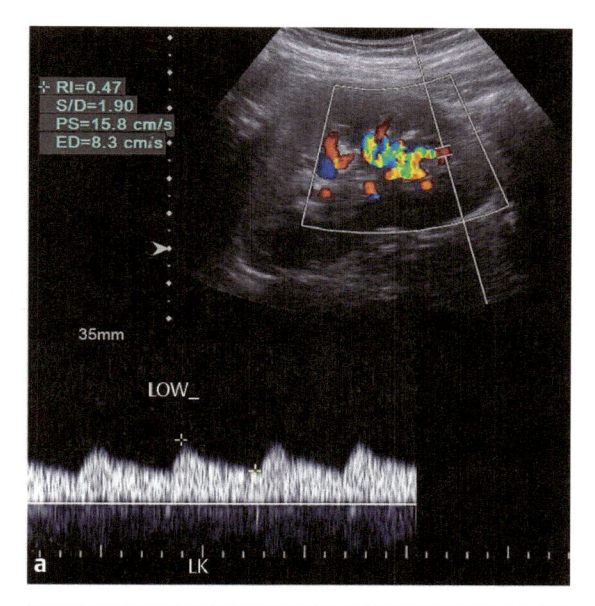

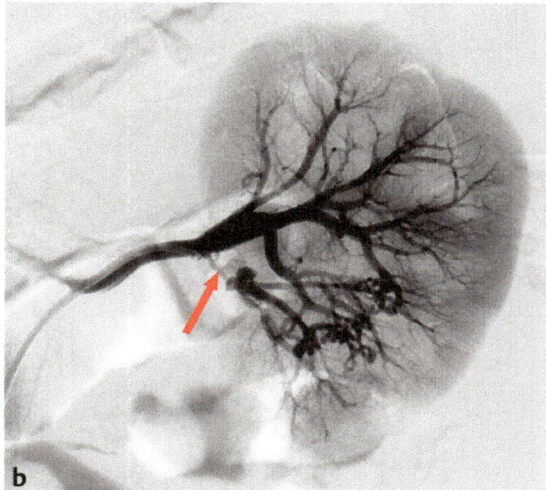

A. Imagens em escala de cinza tendem a mostrar um rim ecogênico, aumentado de tamanho.
B. A razão de velocidade de fluxo artéria renal/aorta (RAR) acima de 1 é altamente sugestiva do diagnóstico.
C. Um ultrassom negativo exclui o diagnóstico.
D. Uma causa potencial em crianças é a neurofibromatose.

Resposta:

D. Correta. Múltiplas imagens com Doppler do rim esquerdo mostraram formas de onda normais e índices resistivos dentro das artérias arqueadas nas porções superior e média do rim. A forma de onda no polo inferior mostrou uma fase sistólica ascendente prolongada e um índice resistivo baixo, sugerindo uma lesão estenótica proximal. O paciente foi submetido à angiografia renal que confirmou uma estenose arterial segmentar para o polo inferior (*seta*) na imagem **b**. Em crianças, a displasia fibromuscular é a causa da estenose artéria renal em até 70% dos pacientes, com outras etiologias incluindo neurofibromatose, esclerose tuberosa e arterites inflamatórias.

A. Incorreta. Imagens em escala de cinza na estenose artéria renal mostram um rim atrófico e ecogênico.

B. Incorreta. É considerada abnormal a RAR de 3,5 ou acima.

C. Incorreta. Uma ultrassonografia renal normal não exclui a estenose da artéria renal e outras imagens com CT ou angiorressonância magnética ou a angiografia convencional devem ser realizadas quando houver alta suspeita clínica.

Pergunta 3.15: Criança de 2 meses de idade, nascida às 26 semanas de gestação, submetida à avaliação por má alimentação e hipotonia generalizada. Os achados nessas imagens são secundários a quais dos seguintes?

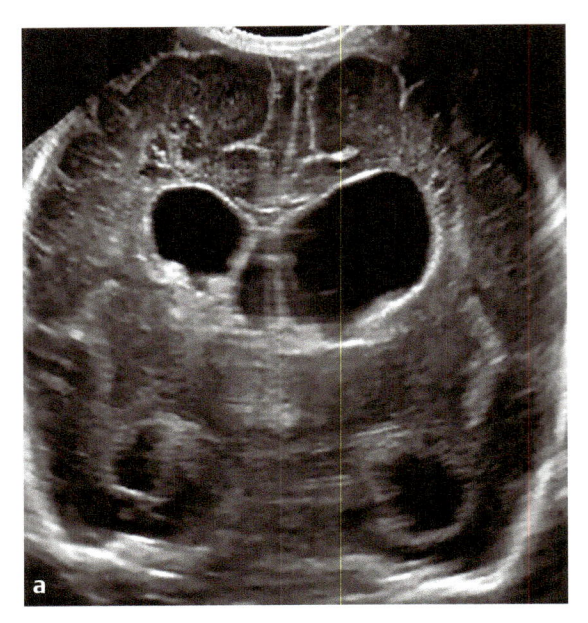

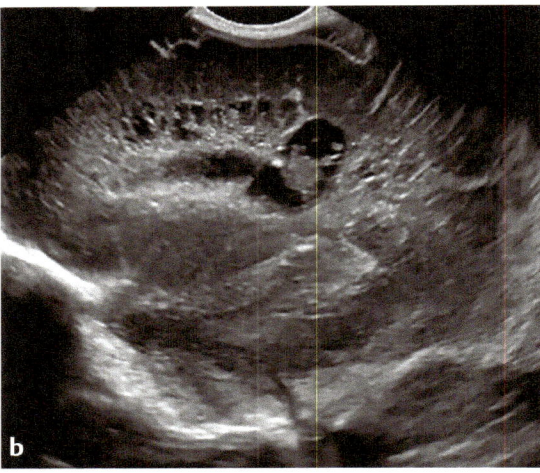

A. Hemorragia parenquimatosa anterior com necrose subsequente.
B. Toxoplasmose no útero, outros (sífilis, varicela-zóster, parvovírus B19), rubéola, citomegalovírus (CMV) e infecção por herpes (TORCH).
C. Lesão hipóxica/isquêmica anterior.
D. Infecção criptocócica pós-natal (pseudocistos gelatinosos).

Resposta:

C. Correta. As imagens coronal e sagital do cérebro mostram múltiplos espaços císticos pequenos na substância branca periventricular bilateralmente, porém em maior número à direita. Uma leve ventriculomegalia está presente. Essa aparência, em conjunto com histórico de prematuridade do paciente, é compatível com leucomalacia periventricular (LPV) cística. A LPV resulta de lesão isquêmica a uma zona que representa um divisor de águas, que em bebês prematuros é a substância branca periventricular. Os achados ultrassonográficos de LPV incluem aumento anormal da ecotextura da substância branca ou alteração cística evidente, como neste caso. A LPV pode ser focal ou difusa, simétrica da direita para a esquerda, ou assimétrica. Os achados geralmente aparecem no ultrassom em dias a semanas após a lesão.

A. Incorreta. A hemorragia parenquimatosa prévia com necroses tenderia a formar uma cavidade cística única, em vez de múltiplos cistos pequenos como neste caso.

B. Incorreta. As infecções TORCH podem causar calcificações periventriculares e parenquimatosos em vez de cistos.

D. Incorreta. Os pseudocistos gelatinosos tendem a se formar nos núcleos da base (gânglios basais) e são vistos em pacientes imunossuprimidos.

Pergunta 3.16: Bebê de 6 meses de idade submetido a ultrassonografia abdominal por ligeira elevação das enzimas hepáticas. Como o ultrassonografista poderia ser direcionado a aumentar a confiança no diagnóstico mais provável?

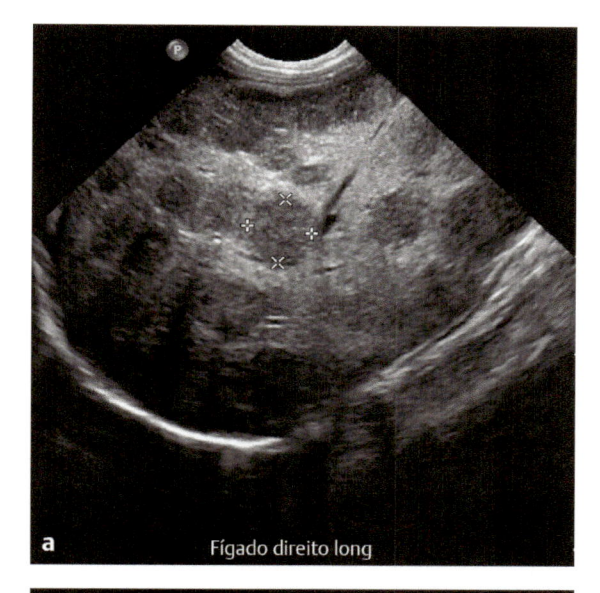

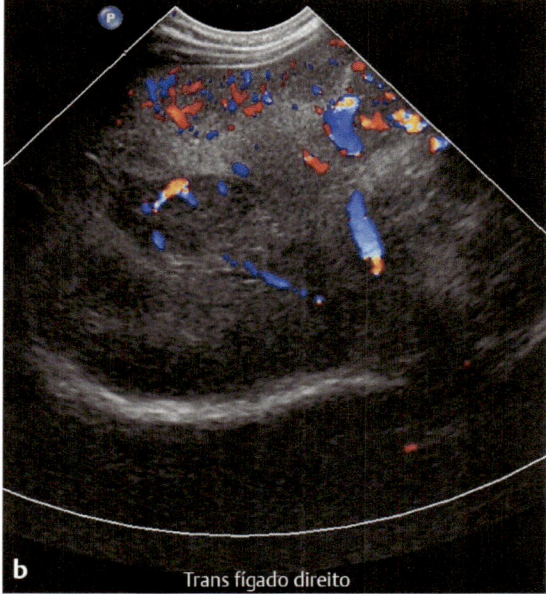

A. Aumentar a frequência de repetição de pulso para eliminar o efeito *aliasing* no Doppler.
B. Realizar a varredura das glândulas adrenais para avaliar para massa.
C. Realizar a varredura do baço para avaliação de lesões adicionais.
D. Diminuir a zona focal para melhorar a resolução próxima ao campo.

Resposta:

B. Correta. As imagens mostram as múltiplas lesões hipoecoicas em todo o fígado com fluxo vascular interno. O principal diagnóstico diferencial para essas lesões, em um bebê, é de múltiplos hemangiomas hepáticos infantis e a doença metastática, com mais frequência decorrente de neuroblastoma. O ultrassonografista pode ser direcionado a realizar a varredura nas glândulas adrenais para avaliar para presença de massa; se nada for visualizado, isso aumentará a confiança no diagnóstico de hemangiomas. Os hemangiomas hepáticos infantis podem ser únicos ou múltiplos, e com mais frequência são tratados com vigilância expectante pois involuem espontaneamente. Os hemangiomas sintomáticos podem resultar em insuficiência por alto débito cardíaco ou coagulopatia consumptiva (síndrome de Kasabach-Merritt) e podem ser tratados com medicamentos, embolização ou transplante de fígado em casos extremos.

A. Incorreta. Nenhum efeito *aliasing* significativo é visto na imagem com Doppler, e a zona focal parece adequada nesta imagem.

C. Incorreta. Lesões esplênicas hipoecoicas adicionais poderão ser vistas se houver a suspeita de abscessos em um paciente imunossuprimido, porém os abscessos não devem ter um fluxo sanguíneo interno.

D. Incorreta. Nenhum efeito *aliasing* significativo é visto na imagem Doppler, e a zona focal parece adequada nesta imagem.

Pediatria

Pergunta 3.17: Dois diferentes operadores cometeram o mesmo erro em duas diferentes ultrassonografias pilóricas. Qual foi o erro?

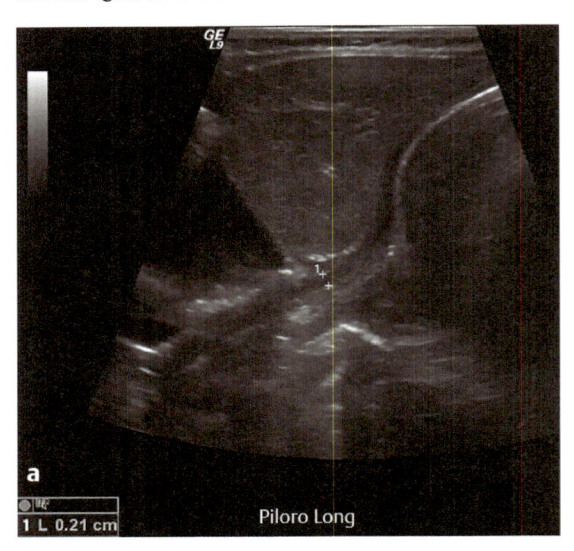

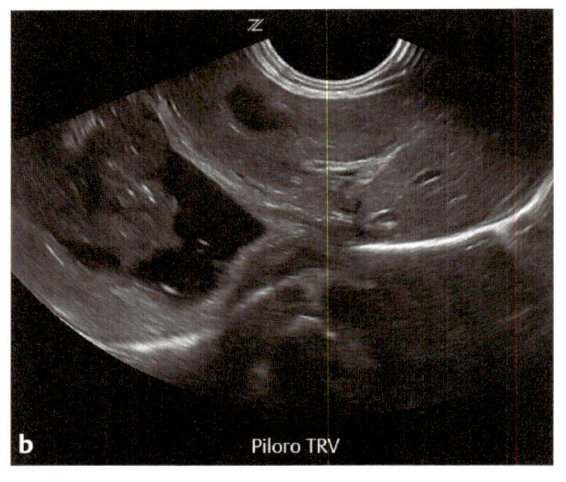

Resposta:

D. Correta. Ambos os operadores obtiveram erroneamente a imagem da junção gastroesofágica pensando que fosse o piloro. A aparência pode ser bastante semelhante à do piloro, uma vez que há camadas de mucosa ecogênica e *muscularis* hipoecoica que se encontram em estreita aposição entre si. A chave para evitar esse erro é identificar pontos de referência anatômicos que normalmente não estão presentes quando é obtida a imagem correta do piloro, como o coração e o diafragma.

A, B, C – Incorretas. Essas opções não eram um erro específico.

A. Ajuste errôneo da zona focal.
B. Medição errônea da espessura da parede pilórica.
C. Obtenção de imagem com o estômago cheio.
D. Parte corporal errada.

Pergunta 3.18: Menino de 6 semanas de idade com uma massa palpável na porção direita do pescoço. Com base nas imagens apresentadas, qual é o próximo passo mais adequado no tratamento?

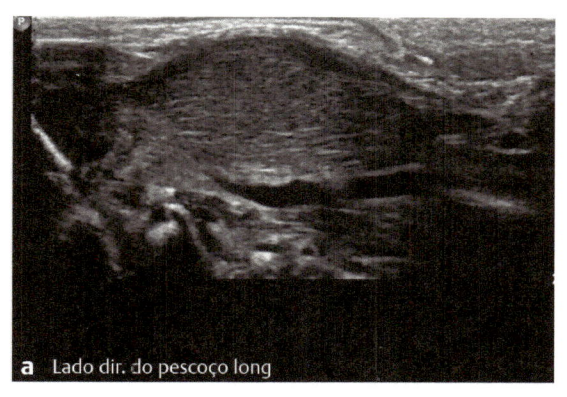

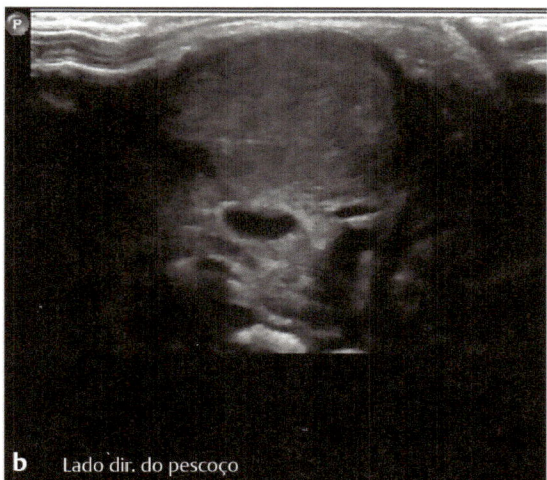

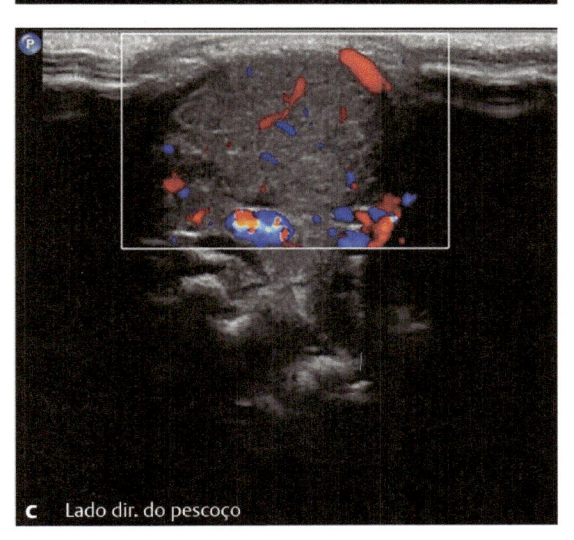

a Lado dir. do pescoço long

b Lado dir. do pescoço

c Lado dir. do pescoço

A. Obter a imagem da porção contralateral do pescoço para comparação.
B. TC do pescoço com contraste para avaliação de adenopatia metastática e para o planejamento cirúrgico.
C. IRM do pescoço para evitar radiação nesse jovem bebê.
D. A massa deve ser submetida à biopsia por FNA antes de qualquer obtenção de imagem adicional.

Resposta:

A. Correta. As imagens longitudinais e transversais da porção direita do pescoço mostram uma massa hipervascular ovoide. A cuidadosa inspeção das imagens revela que a massa é, de fato, um aumento fusiforme do músculo esternocleidomastóideo (SCM), pois as fibras musculares podem ser vistas, especialmente na imagem longitudinal. Isso é condizente com a fibromatose *colli* (massa cervical), uma proliferação benigna e geralmente autolimitada do tecido fibroso dentro do SCM que é a causa mais comum de torcicolo neonatal. A chave para identificar a fibromatose *colli* é avaliar que o próprio músculo está aumentado de tamanho e uma imagem do SCM contralateral para comparação, mostrando o músculo normal, pode ajudar a confirmar o diagnóstico.

B. Incorreta. A obtenção de imagens adicionais com TC não é indicada quando as características ultrassonográficas são compatíveis com fibromatose *colli*. Se a massa não tiver a aparência típica ou for mais agressiva, podem ser indicadas imagens em corte transversal.

C. Incorreta. A obtenção de imagens adicionais com IRM não é indicada quando as características ultrassonográficas são compatíveis com fibromatose *colli*. Se a massa não tiver a aparência típica ou for mais agressiva, podem ser indicadas imagens em corte transversal.

D. Incorreta. Um procedimento invasivo como a biópsia certamente não é indicado nessa condição benigna.

Pediatria

Pergunta 3.19: Um neonato prematuro de 7 dias de idade em NICU por leve desconforto respiratório, no qual se observou presença de hematúria e contagens plaquetárias diminuídas. Em neonatos, qual das seguintes alternativas não é uma causa potencial dessa condição?

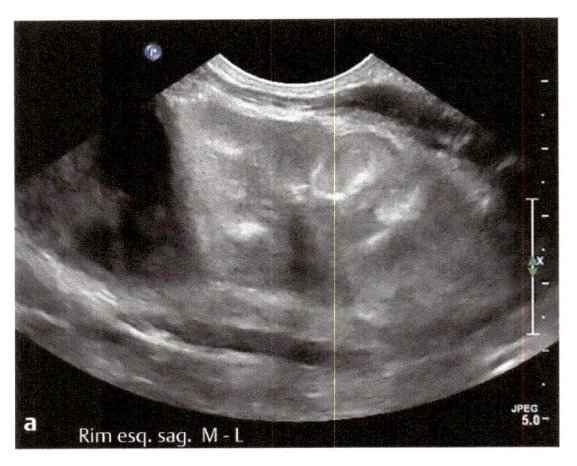

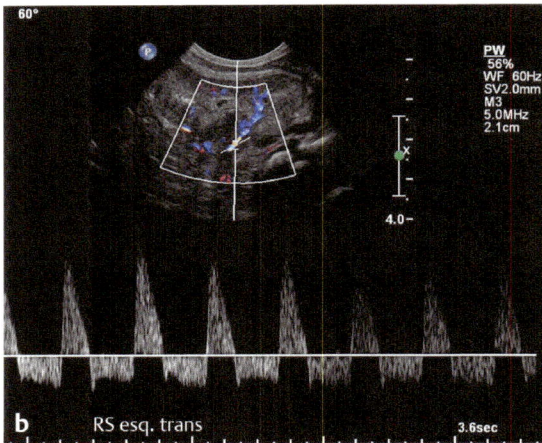

Resposta:

D. Correta. As imagens mostram um rim esquerdo ecogênico com má diferenciação corticomedular e estruturas lineares ecogênicas. As imagens com Doppler mostraram inversão do fluxo sanguíneo diastólico na principal artéria renal e uma forma de onda monofásica em padrão desacelerado na principal veia renal. Os achados nas imagens e os sintomas clínicos são condizentes com trombose de veia renal (TVR), pois apesar de não oclusiva alguma desaceleração do fluxo é detectada na veia renal. As causas de TVR em neonatos incluem desidratação ou hipotensão de qualquer fonte, incluindo sepse e doença cardíaca congênita, assim como diabetes materno, entre outras. Os acessos centrais, como os cateteres centrais de inserção periférica, dentro da veia cava inferior também podem servir de ninho de trombose. O refluxo vesicoureteral não é uma causa de TVR.

A, B, C – Incorretas. Estas são causas conhecidas de TVR.

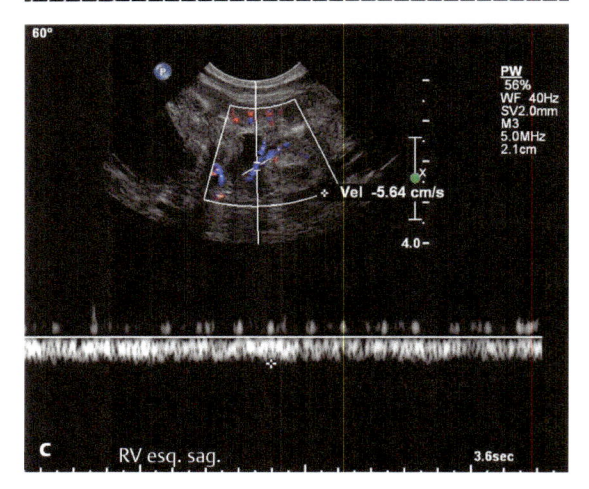

A. Desidratação.
B. Sepse/infecção.
C. Diabetes materno.
D. Refluxo vesicoureteral.

Pergunta 3.20: Neonato de 3 semanas de idade submetido a exame minucioso para detecção de hidronefrose na ultrassonografia pré-natal. Qual é o próximo passo mais adequado?

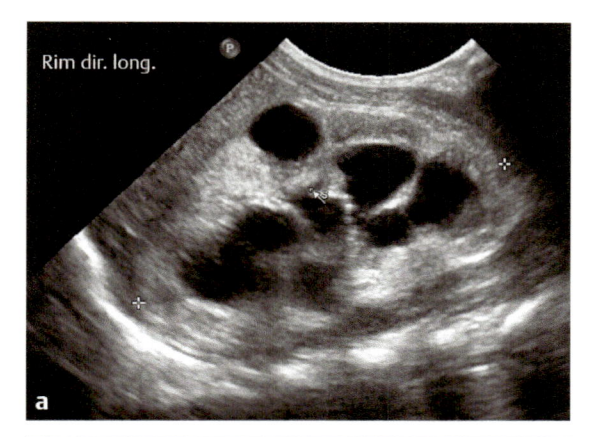

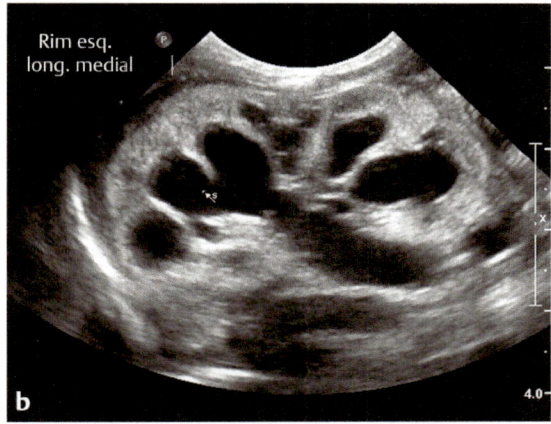

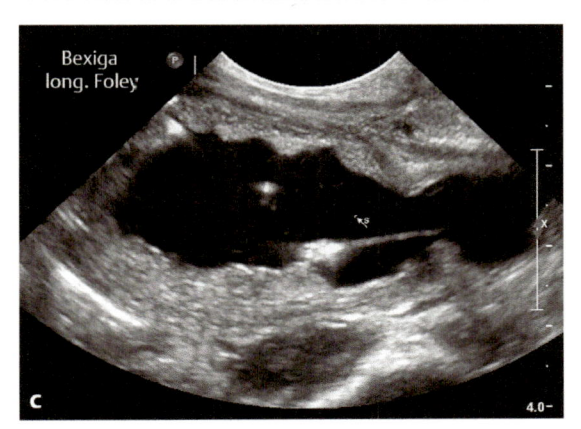

A. Varredura MAG3 com Lasix.
B. Cistouretrografia retrógrada miccional (VCUG).
C. Urografia por RM.
D. Nefrostomia percutânea.

Resposta:

B. Correta. As imagens mostram hidronefrose bilateral, e uma bexiga com parede espessa e irregular com pequeno volume. No sexo masculino, esses achados são altamente sugestivos de valvas uretrais posteriores (VUP). De fato, o achado de hidronefrose bilateral em um paciente masculino deve motivar um rápido exame minucioso para valvas. A imagem da bexiga mostra o sinal clássico em "buraco de fechadura", feito pelo colo vesical, e uretra posterior dilatada. A VCUG é o próximo passo mais adequado para confirmar o diagnóstico e demonstrará uma uretra posterior dilatada com alteração abrupta do calibre no nível das valvas até um pequeno calibre da uretra anterior.

A. Incorreta. As varreduras MAG3 com Lasix são mais adequados para avaliar obstruções unilaterais como as obstruções da junção ureteropélvica ou ureterovesicular.

C. Incorreta. Um teste mais rápido, mais fácil e mais barato para VUP é a VCUG.

D. Incorreta. A nefrostomia percutânea não ajudará a aliviar a obstrução uretral.

Leituras Complementares

Applegate KE. Intussusception in children: evidence-based diagnosis and treatment. Pediatr Radiol 2009; 39(Suppl 2):S140–S143

Ablin DS, Jain K, Howell L, West DC. Ultrasound and MR imaging of fi bromatosis colli (sternomastoid tumor of infancy). Pediatr Radiol 1998;28(4):230–233

Barkovich AJ, Norman D. Anomalies of the corpus callosum: correlation with further anomalies of the brain. AJR Am J Roentgenol 1988;151(1):171–179

Berrocal T, López-Pereira P, Arjonilla A, Gutiérrez J. Anomalies of the distal ureter, bladder, and urethra in children: embryologic, radiologic, and pathologic features. Radiographics 2002;22(5):1139–1164

Castelli PK, Dillman JR, Kershaw DB, Khalatbari S, Stanley JC, Smith EA. Renal sonography with Doppler for detecting suspected pediatric renin-mediated hypertension—is it adequate? Pediatr Radiol 2014;44(1):42–49

Heij HA, Taets van Amerongen AH, Ekkelkamp S, Vos A. Diagnosis and management of neonatal adrenal haemorrhage. Pediatr Radiol 1989;19(6-7):391–394

Hernanz-Schulman M. Infantile hypertrophic pyloric stenosis. Radiology 2003;227(2):319–331

Hibbert J, Howlett DC, Greenwood KL, MacDonald LM, Saunders AJ. The ultrasound appearances of neonatal renal vein thrombosis. Br J Radiol 1997;70(839):1191–1194

Jones BV, Ball WS, Tomsick TA, Millard J, Crone KR. Vein of Galen aneurysmal malformation: diagnosis and treatment of 13 children with extended clinical follow-up. AJNR Am J Neuroradiol 2002;23(10):1717–1724

Kassarjian A, Zurakowski D, Dubois J, Paltiel HJ, Fishman SJ, Burrows PE. Infantile hepatic hemangiomas: clinical and imaging findings and their correlationwith therapy. AJR Am J Roentgenol 2004;182(3):785–795

Kim HG, Kim MJ, Lee MJ. Sonographic appearance of intrathyroid ectopic thymus in children. J Clin Ultrasound 2012;40(5):266–271

Lonergan GJ, Rice RR, Suarez ES. Autosomal recessive polycystic kidney disease: radiologic-pathologic correlation. Radiographics 2000;20(3):837–855

McNaughton DA, Abu-Yousef MM. Doppler US of the liver made simple. Radiographics 2011;31(1):161–188

Mercado-Deane MG, Beeson JE, John SD. US of renal insufficiency in neonates. Radiographics 2002;22(6):1429–1438

Puligandla PS, Nguyen LT, St-Vil D, et al. Gastrointestinal duplications. J Pediatr Surg 2003;38(5):740–744

Seigel M. Pediatric Sonography. 4th ed. Philadelphia, PA: Lippincott Williams & Wilkins; 2010

Shapiro E, Goldfarb DA, Ritchey ML. The congenital and acquired solitary kidney. Rev Urol 2003;5(1):2–8

Trout AT, Sanchez R, Ladino-Torres MF. Reevaluating the sonographic criteria for acute appendicitis in children: a review of the literature and a retrospective analysis of 246 cases. Acad Radiol 2012;19(11):1382–1394

Capítulo 4 Renal

Adrian Dawkins

4 Perguntas e Respostas

Pergunta 4.1: Ultrassonografia longitudinal do rim direito obtido em um homem de 35 anos de idade com insuficiência renal aguda. Qual estrutura anatômica é indicada pela *seta*?

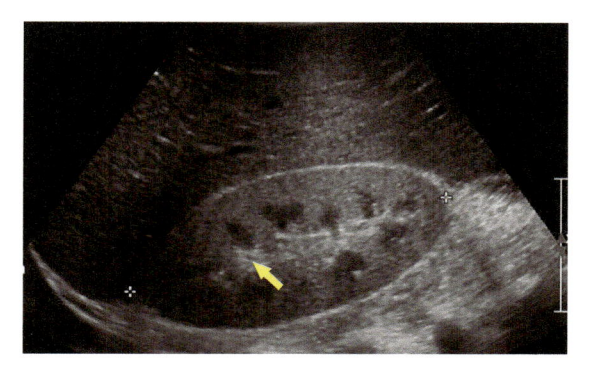

A. Córtex renal.
B. Medula renal.
C. Posição das artérias arqueadas.
D. Seio renal.

Resposta:

D. Correta. A área indicada é gordura ecogênica do seio renal que circunda o sistema coletor e os vasos renais.

A. Incorreta. O córtex renal é a camada mais externa do rim.

B. Incorreta. As pirâmides medulares são encontradas profundamente ao córtex renal externo e fazem parte do parênquima renal. Variam tipicamente de hipo a isoecoicas em relação ao córtex externo.

C. Incorreta. As artérias arqueadas são posicionadas mais perifericamente dentro do parênquima renal e seguem ao longo da margem do córtex e das pirâmides medulares.

Pergunta 4.2: Qual afirmação é correta?

A. Na população adulta, os rins são geralmente mais ecogênicos que o fígado normal.
B. Quando o fígado se estende abaixo do polo inferior do rim direito, a hepatomegalia está presente.
C. Os rins se movem inferiormente com a inspiração.
D. Em neonatos, o córtex renal é tipicamente hipoecoico em relação ao fígado.

Resposta:

C. Correta. Ambos os rins se movem inferiormente durante a inspiração. Essa manobra pode ser usada para melhorar a visualização dos rins assim como para facilitar as biópsias renais guiadas por imagens.

A. Incorreta. No paciente adulto, o rim normal geralmente é hipoecoico em relação ao fígado. O córtex renal, neste caso, demonstra aumento anormal da ecogenicidade secundário à necrose tubular aguda.

B. Incorreta. Embora o fígado possa se estender abaixo do rim direito na hepatomegalia, isto também pode ser uma variante normal, o lobo de Riedel. Outros achados coexistentes, como o arredondamento da borda inferior do fígado ou medidas do volume real usando ultrassom 3D, são melhores preditores da hepatomegalia.

D. Incorreta. Em neonatos, o córtex renal é tipicamente hiperecoico em relação ao fígado.

Renal

Pergunta 4.3: Uma vista ultrassonográfica longitudinal do rim esquerdo é obtida em um homem de 45 anos com suspeita de cólica renal esquerda. Qual afirmativa é correta?

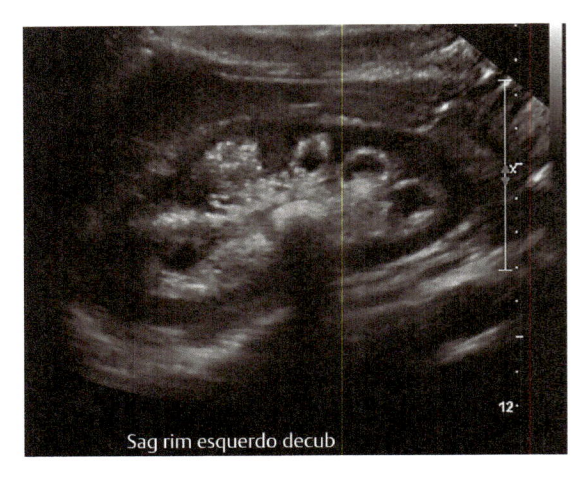

A. A ultrassonografia é o primeiro exame de escolha no diagnóstico dessa condição, nessa população de pacientes.
B. A composição do cálculo pode ser deduzida pelas aparências das imagens.
C. Os cálculos de oxalato de cálcio são o tipo mais comum.
D. Os cálculos de ácido úrico puros não são visíveis na ultrassonografia.

Resposta:

C. Correta. Os cálculos renais desenvolvem-se por muitas razões e, portanto, sua composição química tende a variar. Entretanto, aproximadamente 80% dos cálculos renais à base de cálcio, sendo os cálculos de oxalato de cálcio responsáveis por 60% de todos os cálculos.

A. Incorreta. A tomografia computadorizada (TC) sem contraste é a investigação de escolha em adultos e nas mulheres não grávidas em situação de suspeita de cólica renal.

B. Incorreta. A composição de cálculos renais não pode ser deduzida diretamente das aparências da ultrassonografia somente, pois os cálculos de composições diferentes podem ter aparências ultrassonográficas similares.

D. Incorreta. Os cálculos de ácidos úricos podem não ser visíveis em radiografias simples. Entretanto, esses cálculos são densos o suficiente para serem discernidos por ultrassonografia.

Pergunta 4.4: Qual afirmação é correta em relação ao tamanho do cálculo?

A. A composição espacial é mais acurada do que as imagens harmônicas na estimativa do tamanho do cálculo.
B. A largura da sombra acústica posterior é proposta como sendo uma estimativa mais acurada do tamanho real do cálculo com maior profundidade do rim.
C. Quanto menor o cálculo, mais acurada é a medição ultrassonográfica.
D. O ultrassom tende a subestimar o tamanho dos cálculos.

Resposta:

B. Correta. Com uma profundidade maior, o ultrassom tende a superestimar o tamanho dos cálculos, pois o feixe de ultrassom diverge além da zona focal. Porém, a sombra acústica posterior lançada por um cálculo é menos afetada por esse fenômeno.

A. Incorreta. A composição espacial procura melhorar a uniformidade da imagem pela obtenção de dados provenientes de múltiplos ângulos de varredura. Isso resulta na redução da conspicuidade do cálculo e dos limites das sombras, levando a erros nas medições do tamanho. Nas imagens harmônicas ocorrem aumentos com a adição de dados obtidos em altas frequências. Isto melhora a resolução lateral e, portanto, resulta em estimativa mais acurada do tamanho real do cálculo. Entretanto, isto é obtido à custa da relação sinal-ruído e de penetração em profundidade.

C. Incorreta. Quanto menor o cálculo, maior o erro na medição, especialmente se o cálculo tiver < 5 mm.

D. Incorreta. A ultrassonografia tende a superestimar o tamanho dos cálculos.

Pergunta 4.5: Uma vista longitudinal de um rim transplantado é apresentada com análise de Doppler colorido e espectral. Qual é o diagnóstico?

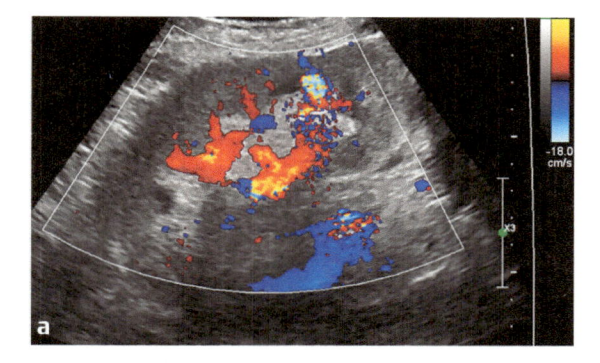

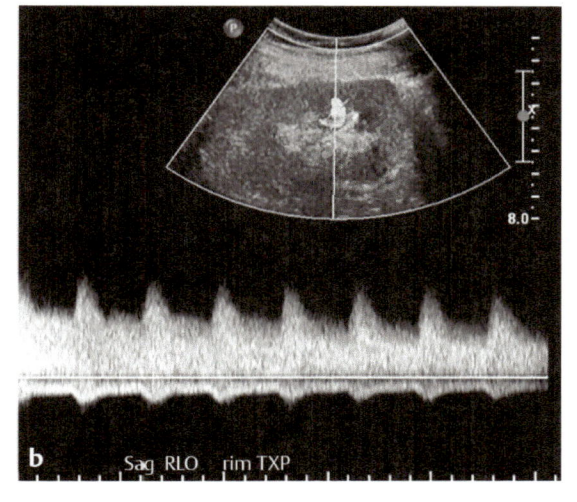

A. Fístula arteriovenosa.
B. Pseudoaneurisma.
C. Cálculo.
D. Trombose de veia renal.

Resposta:

A. Correta. As imagens demonstram uma área de distorção estática da cor por efeito *aliasing* dentro do polo inferior do rim transplantado. O Doppler espectral demonstra alto volume, fluxo de baixa resistência, com picos arteriais. Esses achados são condizentes com uma fístula arteriovenosa.

B. Incorreta. Os pseudoaneurismas tipicamente demonstram uma aparência de *yin-yang* nas imagens com Doppler colorido. No Doppler espectral, há tipicamente um fluxo alternado acima e abaixo da linha basal.

C. Incorreta. O "sinal de cintilação" pode ser observado com cálculos renais e pode demonstrar uma aparência similar à imagem com Doppler colorido. Entretanto, o padrão de fluxo presente no Doppler espectral, nesse paciente, confirma um fluxo autêntico e não um artefato.

D. Incorreta. A trombose venosa renal tipicamente resulta em reversão do fluxo diastólico arterial que não está presente nesse caso.

Renal

Pergunta 4.6: As imagens demonstram uma área de distorção estática da cor por efeito *aliasing* dentro do polo inferior do rim transplantado. O Doppler espectral demonstra o fluxo de alto volume, de baixa resistência, com picos arteriais. O tratamento inicial adequado do achado incluiria:

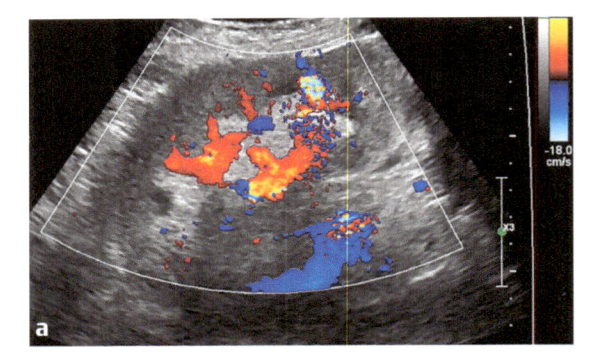

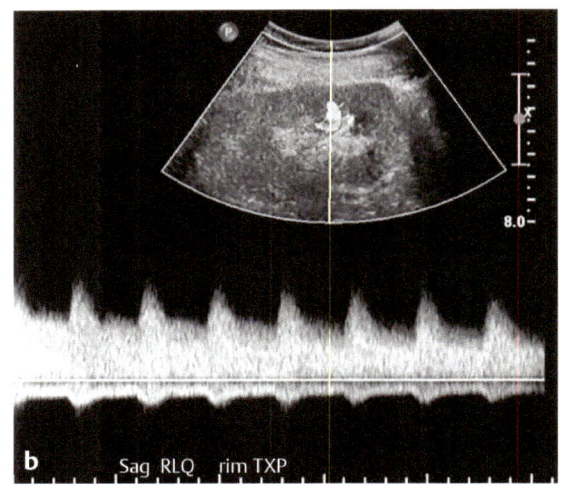

A. Embolização.
B. Injeção de esclerosante.
C. Expectante, pois isto é tipicamente autolimitado.
D. Nefrostomia percutânea.

Resposta:

C. Correta. As fístulas arteriovenosas iatrogênicas geralmente são autolimitadas.

A, B – Incorretas. A condição é autolimitante.

D. Incorreta. Isto seria inadequado, pois não há evidência de hidronefrose.

Pergunta 4.7: Qual é o diagnóstico mais provável nesse paciente adulto?

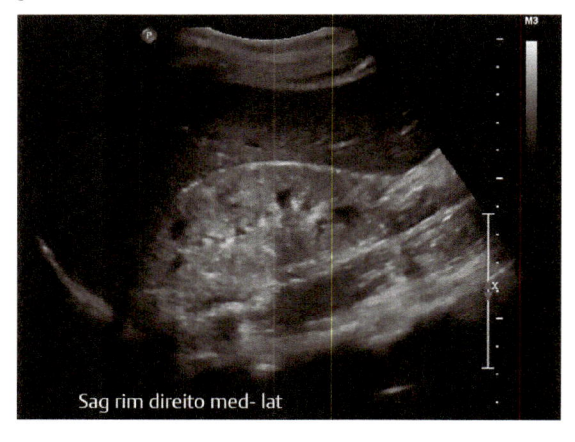

A. Doença renal policística autossômica recessiva.
B. Nefrite lúpica.
C. Variante normal.
D. Pielonefrite aguda.

Resposta:

B. Correta. Os rins geralmente são afetados em paciente com lúpus eritematoso sistêmico. A patogênese inclui a deposição de imunocomplexos dentro dos glomérulos. Tipicamente, os rins demonstram aumento difuso da ecogenicidade.

A. Incorreta. A doença renal policística autossômica recessiva resulta com mais frequência em morte fetal. Entretanto, quando se apresenta na infância ou na vida adulta, observa-se que os rins estão aumentados e contêm numerosos cistos minúsculos.

C. Incorreta. Essa aparência é anormal em um paciente adulto.

D. Incorreta. O ultrassom renal geralmente é normal nos casos de pielonefrite aguda.

4 Perguntas e Respostas

Pergunta 4.8: Qual é o diagnóstico mais provável nesse paciente adulto?

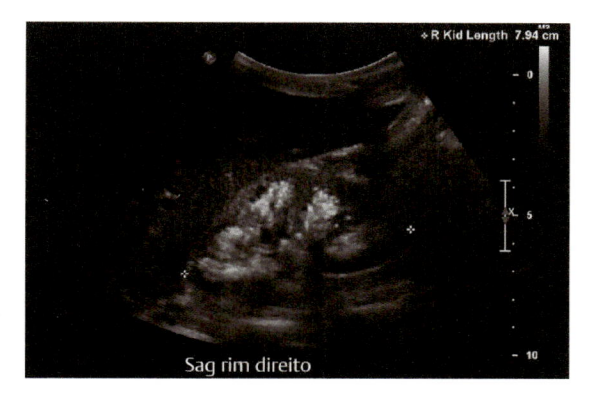

A. Doença renal policística autossômica recessiva.
B. Nefrite lúpica.
C. Rim esponjoso medular.
D. Pielonefrite.

Resposta:

C. Correta. O rim esponjoso medular é o resultado de anormalidade estrutural dos túbulos coletores. Os túbulos tornam-se ectásicos e servem como um ponto de formação de cálculo. Esta é uma causa clássica de nefrocalcinose medular e tipicamente se manifesta como aumento da ecogenicidade da medula renal.

A. Incorreta. A doença renal policística autossômica recessiva geralmente resulta em morte fetal. Entretanto, quando se apresenta na infância ou na vida adulta, nota-se que os rins estão aumentados e contêm numerosos cistos minúsculos.

B. Incorreta. O córtex renal é tipicamente hiperecoico na nefrite lúpica.

D. Incorreta. A ultrassonografia renal geralmente é normal nos casos de pielonefrite aguda.

Pergunta 4.9: Um rim transplantado é mostrado abaixo. Qual é o diagnóstico?

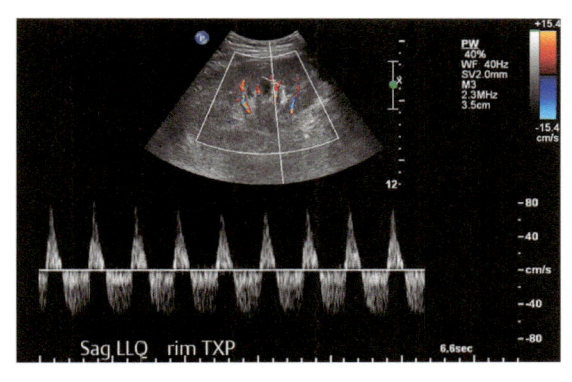

A. Fístula arteriovenosa.
B. Pseudoaneurisma.
C. Cálculo.
D. Trombose de veia renal.

Resposta:

D. Correta. A forma de onda espectral demonstra reversão do fluxo diastólico arterial. Em um rim transplantado, este é o achado típico na trombose de veia renal.

A. Incorreta. Na situação de uma fístula arteriovenosa, o Doppler espectral monstra fluxo de alto volume, de baixa resistência, com picos arteriais.

B. Incorreta. Embora o Doppler espectral possa demonstrar um fluxo alternado acima e abaixo da linha basal no colo de um pseudoaneurisma, a aparência típica de *yin-yang* do pseudoaneurisma não está presente nas imagens com Doppler colorido.

C. Incorreta. Não é obtida a imagem de um cálculo.

Renal

Pergunta 4.10: A forma de onda espectral obtida nesse rim transplantado é apresentada abaixo, demonstrando reversão do fluxo diastólico arterial. Esse achado é típico de trombose de veia renal. Quando isso ocorre tipicamente?

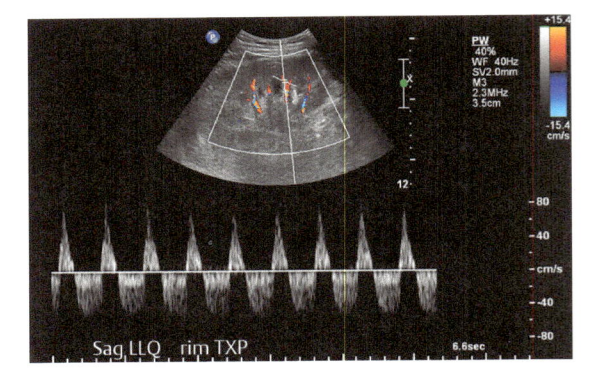

A. Dentro da primeira semana pós-transplante.
B. Entre 1 e 6 meses pós-transplante.
C. Entre 6 e 12 meses pós-transplante.
D. Um ano pós-transplante.

Resposta:

A. Correta. A trombose de veia renal ocorre tipicamente na primeira semana após o transplante e pode se dever à compressão local de acúmulos de líquido pós-operatório, hipovolemia e técnica cirúrgica.

B, C, D – Incorretas. A trombose de veia renal ocorre tipicamente na primeira semana após transplante.

Pergunta 4.11: Os polos inferiores dos rins desse paciente têm sido repetitivamente difíceis de demonstrar por ultrassonografia. Qual é a causa mais provável?

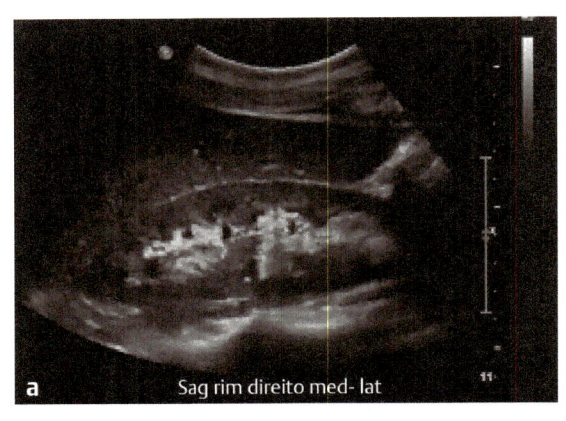

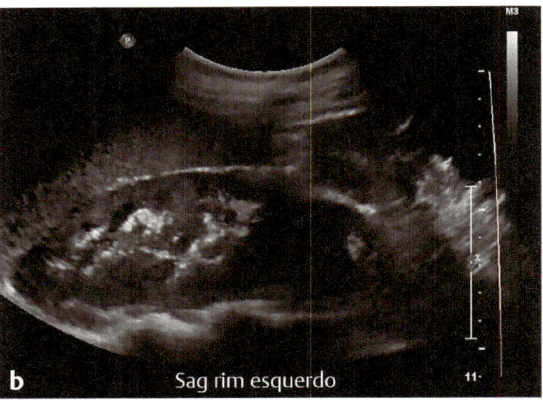

A. Excesso de gás intestinal sobrejacente.
B. Rim em ferradura.
C. Múltiplas sombras dos cálculos.
D. Costelas lombares.

Resposta:

B. Correta. Um dos achados ultrassonográficos mais consistentes no rim em ferradura é a incapacidade de demonstrar de maneira adequada os polos inferiores, quando estes se desviam medialmente.

A. Incorreta. O gás intestinal provavelmente não seria um problema repetitivo na mesma área. Além da mudança de posição do paciente, o emprego de diferentes graus de inspiração facilitaria uma visualização melhor dos polos inferiores.

C. Incorreta. Espera-se que a sombra nos cálculos produza focos ecogênicos com sombra posterior, que nesse caso não estão presentes.

D. Incorreta. As sombras na costela originam-se da parede corporal mais próxima, com a técnica de campo muito próximo, o que não é o caso nesse paciente.

Pergunta 4.12: Que estrutura anatômica é indicada pela *seta*?

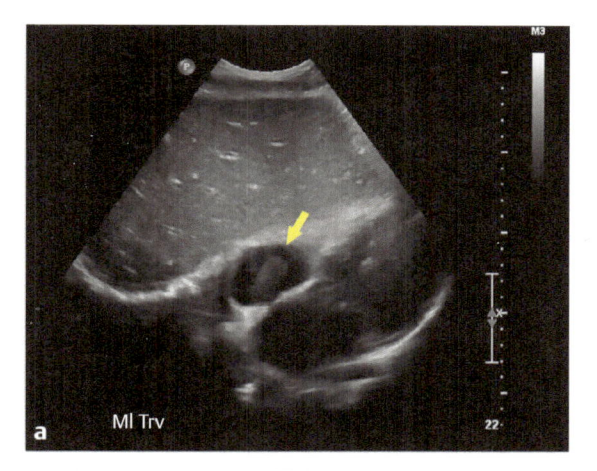

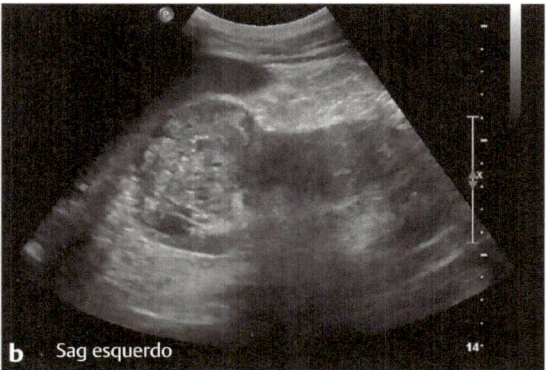

A. Vesícula biliar.
B. Piloro.
C. Átrio direito.
D. Esôfago.

Resposta:

C. Correta. A *seta* aponta para o átrio direito.

A, B, D – Incorretas. Essas estruturas anatômicas não são indicadas pela *seta*.

Pergunta 4.13: Usando a classificação TNM, qual estágio T, no mínimo, a doença mostrada nas imagens (da Pergunta 4.12) revela?

A. T4.
B. T3C.
C. T3B.
D. T3A.

Resposta:

B. Correta. As imagens demonstram uma massa arredondada na face superior do rim esquerdo, com material de tecido mole estendendo-se para envolver o átrio direito. Esses achados são típicos de carcinoma de células renais, com um trombo tumoral estendendo-se para o átrio direito, ou seja, acima do diafragma e, portanto, o estágio é T3C.

A. Incorreta. O estágio T4 representa tumores que se disseminam além da fáscia de Gerota.

C. Incorreta. O estágio T3B representa os casos em que o trombo tumoral se estende dentro da veia cava inferior, mas permanece abaixo do diafragma.

D. Incorreta. O estágio T3A representa os casos em que o tumor envolve a gordura perinéfrica adjacente ou a glândula adrenal.

Renal

Pergunta 4.14: Esse paciente provavelmente sofre de qual condição dentre as seguintes?

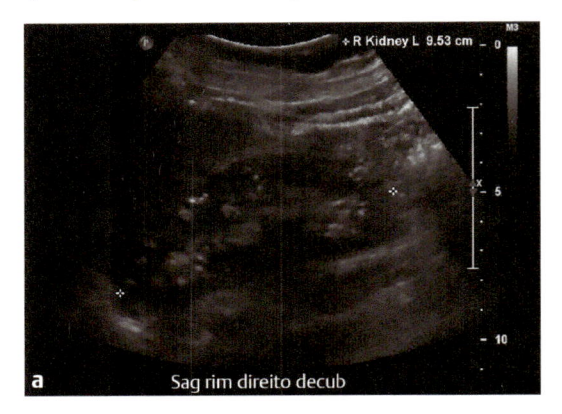

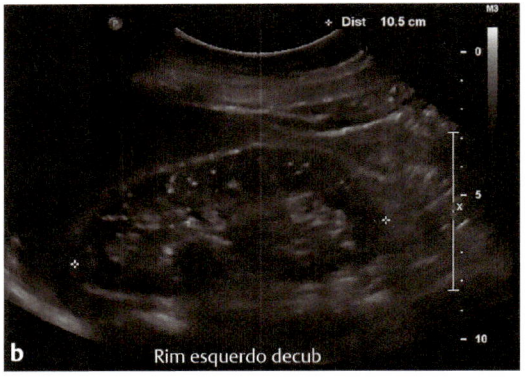

A. Hipertensão essencial.
B. Crises de ausência.
C. Diabetes tipo 2.
D. Transtorno bipolar.

Resposta:

D. Correta. Os rins demonstram múltiplos focos ecogênicos pontilhados por todo o parênquima. Estes são achados típicos de nefropatia por lítio e que supostamente corresponde a múltiplos microcistos por todo o rim. O lítio é usado no tratamento do transtorno bipolar.

A, B, C – Incorretas. Os achados se devem ao uso de lítio a longo prazo.

Pergunta 4.15: Esse paciente adulto apresenta hematúria. Ultrassonografias renais bilaterais são obtidas. Qual afirmação é correta?

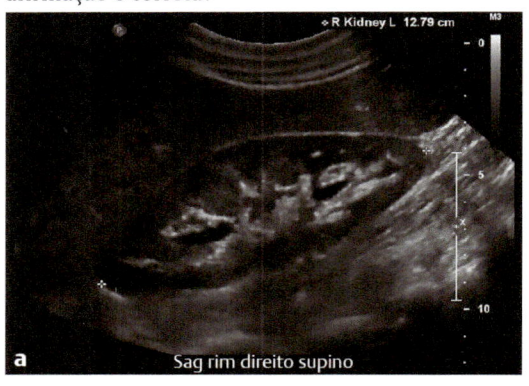

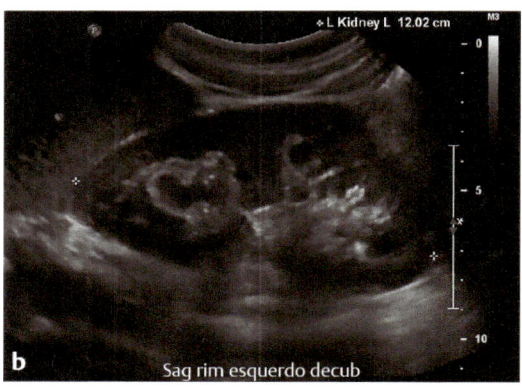

A. Há um contorno que deforma a massa renal.
B. Há caliectasia do polo superior esquerdo.
C. Há evidência de estenose da artéria renal direita.
D. Não há uma causa discernível para a hematúria nas imagens apresentadas.

Resposta:

B. Correta. Não apenas há caliectasia do polo superior esquerdo, também há material de tecido mole sutil dentro do cálice. Isso representa uma neoplasia urotelial e a aparência geralmente é denominada "oncocálice".

A. Incorreta. Não está presente um contorno de massa deformante.

C. Incorreta. A estenose da artéria renal em geral apresenta-se morfologicamente como um rim de tamanho pequeno e uniforme. Ambos os rins têm tamanhos similares.

D. Incorreta. O polo superior esquerdo do "oncocálice" está presente.

Pergunta 4.16: Qual condição subjacente deve ser excluída?

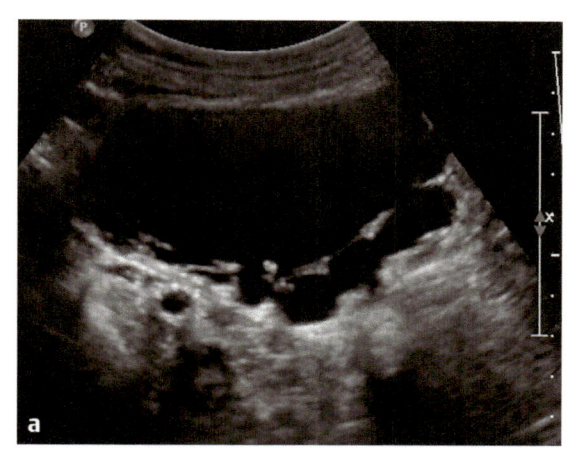

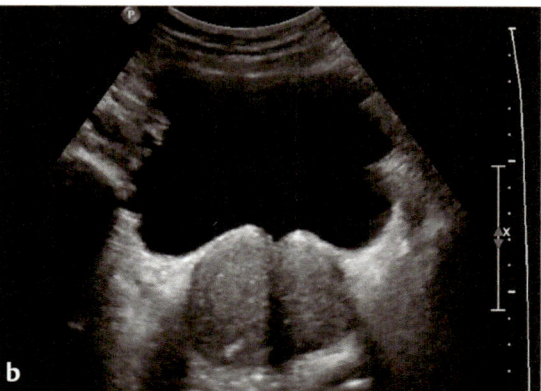

A. Câncer de próstata.
B. Ureter ectópico.
C. Hidronefrose.
D. Carcinoma de células renais.

Resposta:

C. Correta. As imagens mostram trabeculação na bexiga e aumento da próstata. Os achados são compatíveis com obstrução crônica da saída da bexiga, sendo necessária a exclusão de nefropatia obstrutiva.

A. Incorreta. Não há achado para sugerir câncer de prostata subjacente.

B. Incorreta. Não há achado para sugerir ureter ectópico subjacente.

D. Incorreta. Não há achado para sugerir câncer de células renais subjacente.

Pergunta 4.17: Qual é a causa de dor nessa mulher de 35 anos?

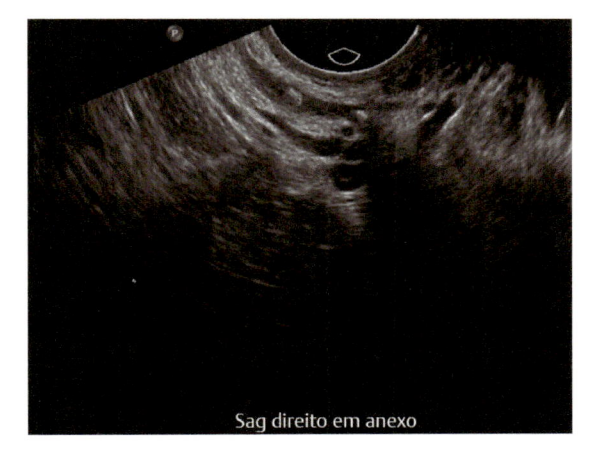

A. Apendicite aguda.
B. Cálculos ureterais distais.
C. Trombose da veia ovárica.
D. Endometriose.

Resposta:

B. Correta. O ultrassom transvaginal mostra minúsculos cálculos ecogênicos dentro dos ureteres distais (visualizado por técnica de campo muito próximo), um achado útil embora acidental, nesse paciente.

A. Incorreta. Não foi obtida imagem do apêndice.

C. Incorreta. Nessa imagem, a trombose de veia ovárica não está presente.

D. Incorreta. Não foi obtida imagem dos achados de endometriose.

Renal

Pergunta 4.18: Esse novo transplante requer qual das seguintes opções?

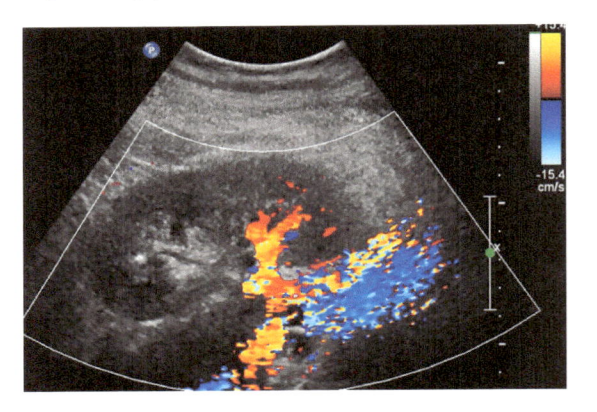

A. Reexploração.
B. Repetição de varredura a intervalo curto.
C. Um tubo de nefrostomia.
D. TC pélvica urgente com contraste intravenoso.

Resposta:

A. Correta. A imagem mostra diminuição da perfusão no polo superior do rim transplantado. Isso se deve à oclusão aguda do ramo do polo superior de uma artéria bifurcada de transplante antigo. Isso foi tratado com sucesso com embolectomia aberta.

B. Incorreta. Isso não seria útil e o retardo no tratamento definitivo comprometeria mais o enxerto.

C. Incorreta. Não há hidronefrose.

D. Incorreta. A vasculatura do transplante renal é avaliada adequadamente por ultrassom.

Pergunta 4.19: Esse paciente diabético apresenta histórico de dor abdominal e função renal comprometida. Qual é o diagnóstico provável?

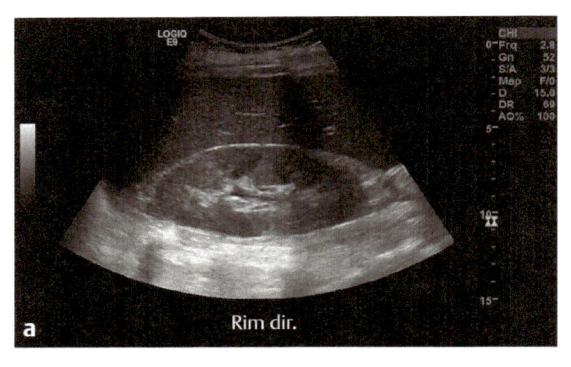

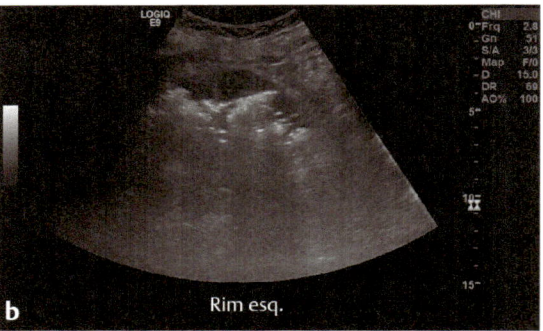

A. Nefrectomia esquerda.
B. Nefrocalcinose medular.
C. Pielonefrite xantogranulomatosa.
D. Pielonefrite enfisematosa.

Resposta:

D. Correta. A imagem renal esquerda mostra áreas ecogênicas irregulares dentro do leito renal com "sombra suja" condizente com gás no parênquima renal. Em um paciente diabético, esses achados são altamente sugestivos de pielonefrite enfisematosa.

A. Incorreta. Não havia histórico de nefrectomia esquerda.

B. Incorreta. Esta não é a aparência de nefrocalcinose medular, que é caracterizada por aumento da ecogenicidade das pirâmides medulares.

C. Incorreta. Esta não é a aparência ultrassonográfica de pielonefrite xantogranulomatosa, que é caracterizada por um cálculo em chifre de veado obstrutivo dentro do sistema pelvicalicial com cálices distendidos hipoecoicos.

Pergunta 4.20: Um homem de 55 anos com histórico de transplante renal realizado 6 anos antes, apresenta creatinina elevada. As vistas sagitais do rim transplantado são mostradas abaixo, com avaliação por Doppler colorido de uma lesão. Qual afirmação é correta?

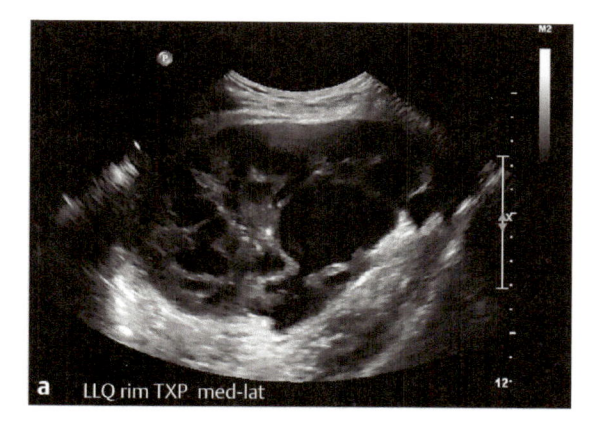

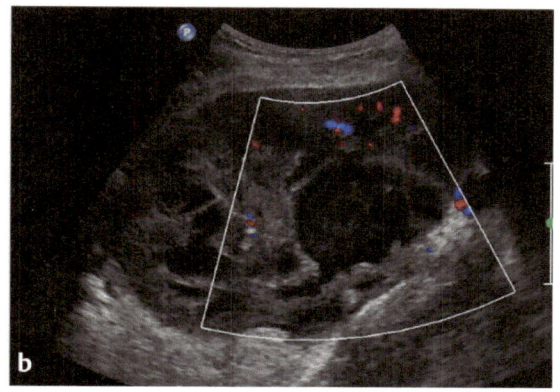

Resposta:

A. Correta. Os receptores de transplante renal geralmente experimentam frequentes infecções do aloenxerto decorrentes de medicamentos imunossupressivos, instrumentação frequente e cateteres de demora. Glicosúria frequente também é um fator de risco. A drenagem imediata e a administração de antibióticos são necessárias para prevenir a perda do transplante.

B. Incorreta. Os rins transplantados são suscetíveis à infecção.

C. Incorreta. As linfoceles são tipicamente anecoicas e de aparência simples. Ocasionalmente, elas podem conter septações. Além disso, as linfoceles são geralmente externas ao parênquima renal.

D. Incorreta. Hematomas intraparenquimatosos geralmente resultam de intervenções, como biópsias, ao contrário de serem espontâneos.

A. As imagens demonstram múltiplos acúmulos de fluido complexo que provavelmente representam abscessos.
B. É provável que os acúmulos sejam estéreis, uma vez que os transplantes renais não são geralmente predispostos à formação de abscesso parenquimatoso por causa do ureter relativamente curto.
C. Os achados são compatíveis com linfoceles.
D. Provavelmente, os achados representam hemorragia intraparenquimatosa espontânea, uma complicação frequente de transplantes renais de longa data.

Renal

Pergunta 4.21: Um paciente de 48 anos apresenta-se para avaliação ultrassonográfica de rotina de seu transplante renal. As imagens transversa e sagital obtidas durante a avaliação são mostradas abaixo. O que é responsável por essa aparência?

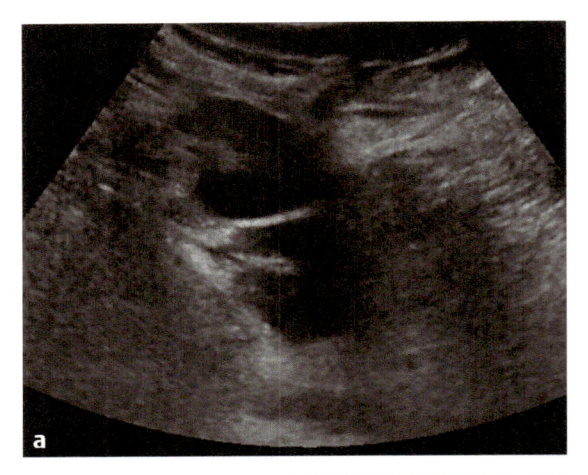

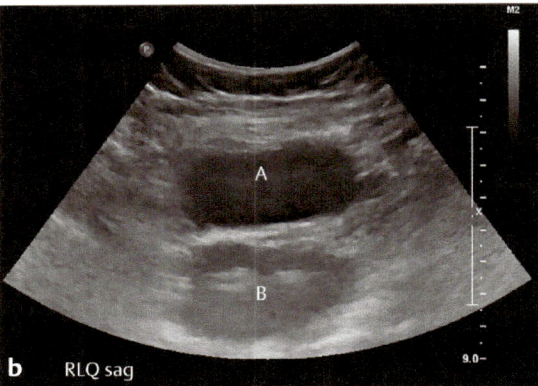

A. Artefato de imagem em espelho.
B. Transplante de dois rins.
C. Acúmulo de fluido.
D. Retenção de corpo estranho.

Resposta:

B. Correta. O paciente foi submetido a transplante em bloco de ambos os rins de um doador pediátrico. Os receptores de transplante em bloco mostram excelente resultado a longo prazo, com sobrevivência de 5 anos do enxerto semelhante aos rins de doador vivo.

A, C, D – Incorretas. A aparência se deve a dois rins separados.

Pergunta 4.22: Qual é a causa provável de baixa produção de urina nessa paciente com histórico de dor abdominal?

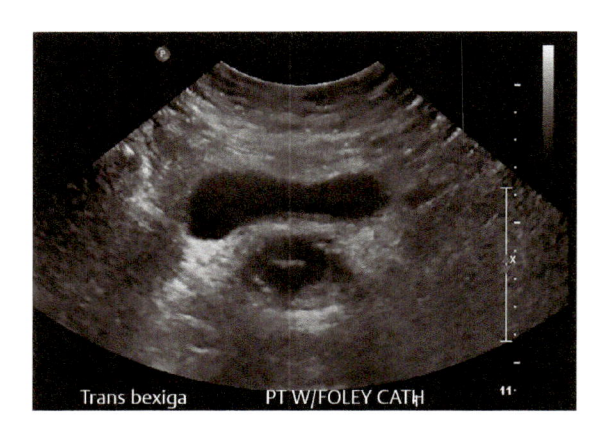

A. Extravasamento da bexiga.
B. Insuficiência renal crônica.
C. Hipovolemia.
D. Nenhuma das anteriores.

Resposta:

D. Correta. A imagem ultrassonográfica mostra o mau posicionamento inadvertido de cateter uretral em que o balão do cateter está inflado dentro da vagina.

A. Incorreta. A manifestação do extravasamento da bexiga seria um fluido pélvico livre.

B, C – Incorretas. O cateter uretral está mal posicionado.

Pergunta 4.23: Qual é a provável etiologia desse acúmulo de fluido (*seta azul*) nesse paciente diabético com histórico de transplante renal antigo? A bexiga urinária é indicada pela *seta amarela*.

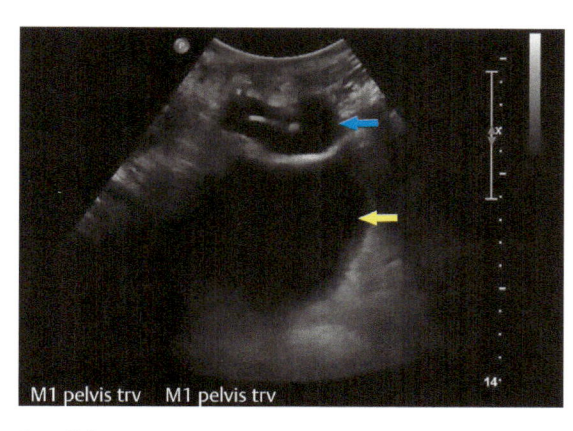

A. Urinoma.
B. Corpo estranho.
C. Abscesso.
D. Artefato.

Resposta:

B. Correta. Essa estrutura bem definida, preenchida com fluido, corresponde ao reservatório de um dispositivo de prótese peniana. Os pacientes diabéticos podem sofrer de disfunção erétil assim como de insuficiência renal, assim esse "acúmulo de fluido" deve ser cogitado em homens com transplante renal.

A. Incorreta. Os urinomas são incomuns e em geral estão presentes logo após o transplante.

C. Incorreta. Um abscesso apresenta-se tipicamente como um acúmulo de fluido complexo.

D. Incorreta. A estrutura bem definida, preenchida com fluido, corresponde ao reservatório de um dispositivo de prótese peniana.

Pergunta 4.24: Um jato ureteral esquerdo é observado. O que é responsável por esse fenômeno?

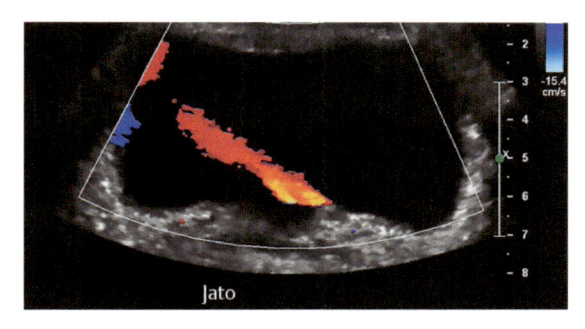

A. Os deslocamentos do Doppler são criados por resíduos particulados dentro da urina.
B. As diferenças na densidade específica entre a urina ureteral e a da bexiga permitem a detecção do jato.
C. Alterações na pressão da cavidade abdominal com respiração.
D. Alterações na pressão da cavidade abdominal com Valsalva.

Resposta:

B. Correta. Os jatos ureterais observados são, ao menos em parte, decorrentes das diferenças na densidade específica de urina ureteral "que chega" e da urina de longa data no interior da bexiga. Os jatos ureterais são menos aparentes se uma bexiga vazia for enchida rapidamente, digamos por hidratação agressiva, uma vez que a urina ureteral que chega e a urina da bexiga têm densidades específicas similares.

A. Incorreta. Resíduos particulados podem ser vistos em casos de infecções do trato urinário, mas não são responsáveis pelos jatos ureterais.

C, D – Incorretas. Essas opções não são responsáveis pelos jatos ureterais.

Renal

Pergunta 4.25: O jato ureteral direito não foi observado nesse paciente após 1 minuto de varredura contínua. Qual afirmação está correta?

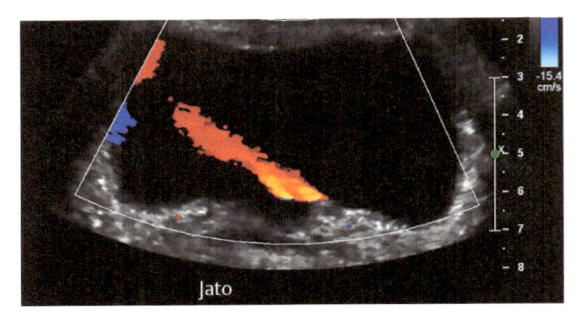

Jato

A. No contexto clínico correto, um cálculo ureteral direito obstrutivo provavelmente está presente.

B. No contexto clínico correto, uma lesão ureteral provavelmente está presente.

C. Todas as anteriores.

D. Nenhuma das anteriores.

Resposta:

D. Correta. Nenhuma das anteriores. As taxas em que os jatos ureterais são observados em voluntários normais são muito variáveis. Um minuto de observação não é suficiente para se supor uma obstrução. A maioria dos protocolos defende um período de observação de, pelo menos, 5 minutos.

A, B, C – Incorretas. Um minuto de observação não é suficiente para se supor uma obstrução ureteral. A maioria dos protocolos defende um período de observação de, pelo menos, 5 minutos.

Leituras Complementares

Akbar SA, Jafri SZ, Amendola MA, Madrazo BL, Salem R, Bis KG. Complications of renal transplantation. Radiographics 2005;25(5):1335–1356

Baker SM, Middleton WD. Color Doppler sonography of ureteral jets in normal volunteers: importance of the relative specific gravity of urine in the ureter and bladder. AJR Am J Roentgenol 1992;159(4):773–775

Bent C, Fananapazir G, Tse G, et al. Graft arterial stenosis in kidney en bloc grafts from very small pediatric donors: incidence, timing, and role of ultrasound in screening. Am J Transplant 2015;15(11):2940–2946

Cheng PM, Moin P, Dunn MD, Boswell WD, Duddalwar VA. What the radiologist needs to know about urolithiasis: part 1—pathogenesis, types, assessment, and variant anatomy. AJR Am J Roentgenol 2012;198(6):W540-7

Gosink BB, Leymaster CE. Ultrasonic determination of hepatomegaly. J Clin Ultrasound 1981;9(1):37–44

Coursey CA, Casalino DD, Remer EM, et al. ACR Appropriateness Criteria® acute onset fl ank pain—suspicion of stone disease. Ultrasound Q 2012;28(3): 227–233

Cox IH, Erickson SJ, Foley WD, Dewire DM. Ureteric jets: evaluation of normal fl ow dynamics with color Doppler sonography. AJR Am J Roentgenol 1992;158(5):1051–1055

Dunmire B, Lee FC, Hsi RS, et al. Tools to improve the accuracy of kidney stone sizing with ultrasound. J Endourol 2015;29(2):147–152

Dunmire B, Harper JD, Cunitz BW, et al. Use of the acoustic shadow width to determine kidney stone size with ultrasound. J Urol 2016;195(1):171–177

Lalani TA, Kanne JP, Hatfi eld GA, Chen P. Imaging fi ndings in systemic lupus erythematosus. Radiographics 2004; 24(4):1069–1086

Leder RA, Dunnick NR. Transitional cell carcinoma of the pelvicalices and ureter. AJR Am J Roentgenol 1990; 155(4):713–722

Ng CS, Wood CG, Silverman PM, Tannir NM, Tamboli P, Sandler CM. Renal cell carcinoma: diagnosis, staging, and surveillance. AJR Am J Roentgenol 2008;191(4):1220–1232

Ray AA, Ghiculete D, Pace KT, Honey RJ. Limitations to ultrasound in the detection and measurement of urinary tract calculi. Urology 2010;76(2):295–300

Strauss S, Dushnitsky T, Peer A, Manor H, Libson E, Lebensart PD. Sonographic features of horseshoe kidney: review of 34 patients. J Ultrasound Med 2000;19(1):27–31

Capítulo 5 Hepatobiliar

Rashmi Nair ■ Adrian Dawkins

5 Perguntas e Respostas

Pergunta 5.1: Que estrutura está indicada pela *seta*?

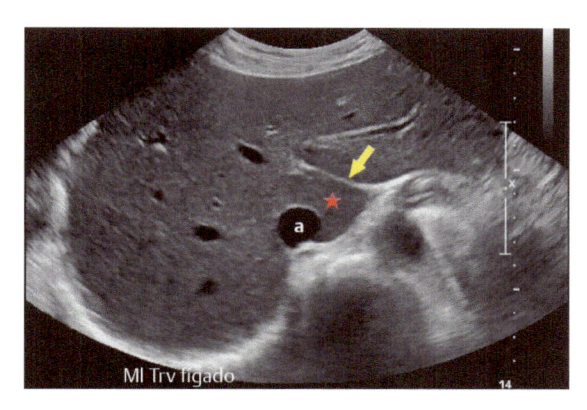

A. Ligamento falciforme.
B. Fissura interlobar.
C. Ligamento venoso.
D. Ligamento hepatogástrico.

Resposta:

C. Correta. A *seta* indica a fissura do ligamento venoso. O lobo caudado é observado em estreita relação (*estrela*) contíguo à veia cava inferior (VCI; a).

A. Incorreta. O ligamento falciforme segue no plano entre os segmentos medial e lateral do lobo esquerdo do fígado. Não é visualizado neste caso.

B. Incorreta. A fissura interlobar segue no plano entre os lobos direito e esquerdo do fígado. Não é visualizada neste caso.

D. Incorreta. O ligamento hepatogástrico não é visualizado. Ele forma parte do omento menor e conecta o fígado à curva menor do estômago.

Pergunta 5.2: Que estrutura está indicada pela *seta*?

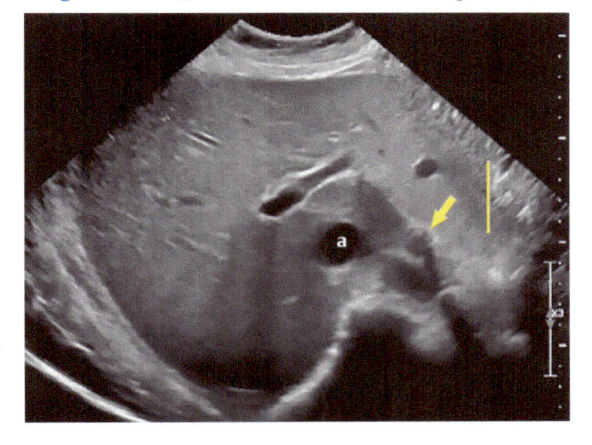

A. Junção gastroesofágica.
B. Cisterna do quilo.
C. Aorta.
D. Linfonodo.

Resposta:

A. Correta. A junção gastroesofágica é frequentemente visualizada nas imagens de ultrassom do fígado e é frequentemente confundida com outras estruturas. No plano axial, pode ser vista como uma estrutura arredondada à esquerda da VCI (identificada como *a*). Em caso de dúvida, a estrutura pode ser examinada em um cine *clip*, permitindo a visualização da continuidade acima e abaixo do diafragma.

B. Incorreta. A cisterna do quilo é uma estrutura retrocural relacionada posteriormente e à direita da aorta.

C. Incorreta. A aorta não é visualizada claramente.

D. Incorreta. Ela não tem a aparência reniforme típica de um linfonodo.

Hepatobiliar

Pergunta 5.3: Que estrutura está indicada pela *seta*?

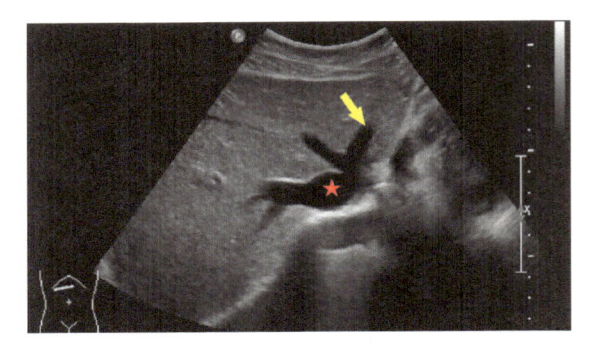

A. Veia hepática esquerda.
B. Veia paraumbilical recanalizada.
C. Ramificação esquerda da veia porta.
D. Veia gástrica esquerda.

Resposta:

A. Correta. A *seta* indica a veia hepática esquerda. As veias hepáticas média e direita também são visualizadas, todas as três drenando para a VCI (*estrela*). A aparência clássica foi descrita como a "marca do coelho."

B, C, D – Incorretas. Estes vasos não são visualizados.

Pergunta 5.4: Qual é o próximo passo apropriado de acordo com a imagem abaixo?

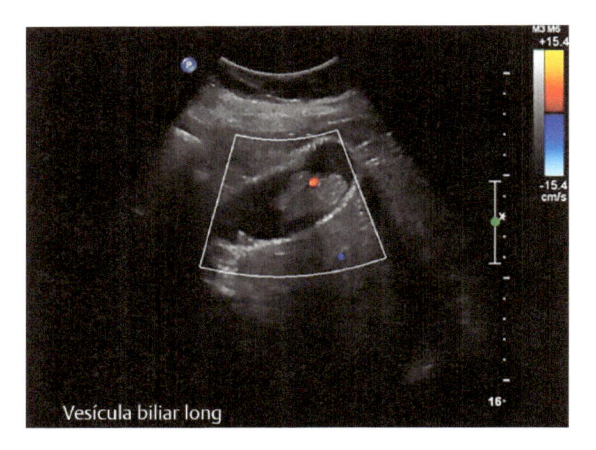

A. Realizar a manobra de Valsalva.
B. Obter Doppler espectral.
C. Prosseguir com tomografia computadorizada (TC) com contraste intravenoso.
D. Prosseguir com colangiopancreatografia por ressonância magnética com contraste intravenoso.

Resposta:

B. Correta. A imagem demonstra uma lesão polipoide sólida no tecido mole surgindo dentro do lúmen da vesícula biliar. A sobreposição do Doppler colorido demonstra um foco minúsculo de sinal colorido dentro do pólipo. Devido ao pequeno tamanho, este foco pontuado deve ser reinterrogado com Doppler espectral para confirmar fluxo vascular autêntico por oposição a artefato.

A. Incorreta. A manobra de Valsalva não seria útil.

C. Incorreta. Embora uma imagem transversal adicional possa fornecer informações úteis relativas à anatomia local e doença distante, este não é o próximo passo apropriado.

D. Incorreta. Esta opção não é o próximo passo apropriado devido à razão acima mencionada.

Pergunta 5.5: Lesões polipoides na vesícula biliar maiores de que dimensão devem ser acompanhadas com repetição de ultrassonografia?

A. 1 mm.
B. 4 mm.
C. 6 mm.
D. 10 mm.

Resposta:

C. Correta. Pólipos na vesícula biliar são comumente encontrados incidentalmente na prática diária. A vasta maioria destes pólipos é benigna e de fato não neoplásica. Com um tamanho > 6 mm, há um risco ligeiramente aumentado de um adenoma subjacente que teoricamente poderia progredir para um adenocarcinoma. Consequentemente, pólipos que têm > 6 mm de tamanho justificam acompanhamento, enquanto aqueles com tamanho ≤ 6 mm não requerem acompanhamento com exame de imagem.

A, B – Incorretas. Pólipos com > 6 mm devem ser acompanhados.

D. Incorreta. Alguns autores defendem colecistectomia para pólipos que excedem 10 mm, porém isto é discutível.

Pergunta 5.6: A imagem ultrassonográfica a seguir demonstra uma massa na vesícula biliar em um paciente com uma malignidade primária conhecida. Qual é a origem mais comum de metástases na vesícula biliar?

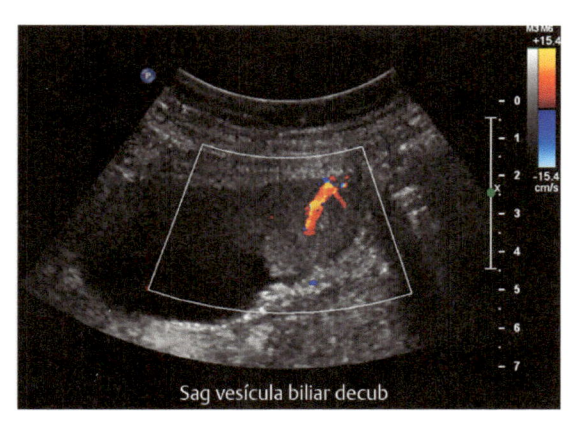

A. Carcinoma gástrico.
B. Melanoma.
C. Carcinoma de células renais.
D. Carcinoma hepatocelular.

Resposta:

B. Correta. É relatado que melanoma representa 60% de todas as metástases na vesícula biliar na literatura médica ocidental.

A. Incorreta. Embora carcinoma gástrico seja uma origem comum de metástases na vesícula biliar na Ásia, melanoma é uma origem mais comum no ocidente.

C. Incorreta. Esta não é a origem mais comum de metástases na vesícula biliar.

D. Incorreta. Carcinoma hepatocelular pode invadir diretamente a vesícula biliar, porém é menos provável que resulte em um verdadeiro depósito metastático.

Hepatobiliar

Pergunta 5.7: Qual é o diagnóstico provável do achado indicado pela *seta*?

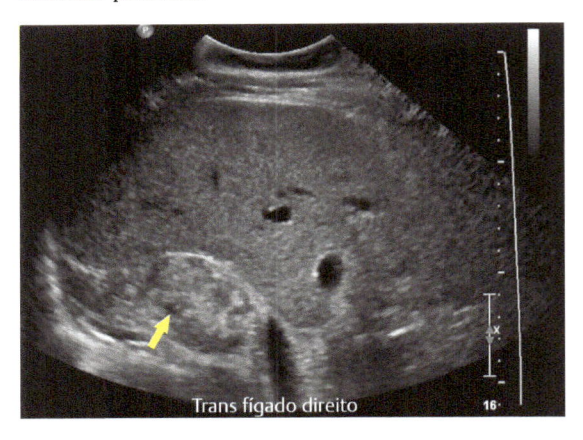

A. Hemangioma.
B. Carcinoma hepatocelular.
C. Hiperplasia nodular focal.
D. Mielolipoma.

Resposta:

D. Correta. A imagem demonstra uma lesão no tecido mole em estreita relação com o lobo direito do fígado. A lesão demonstra áreas ecogênicas (adiposas) e é externa ao parênquima hepático. A localização e as características da imagem são consistentes com um mielolipoma adrenal.

A, B, C – Incorretas. Estas opções representam uma lesão intra-hepática. A lesão captada pela imagem é extra-hepática.

Pergunta 5.8: Um homem de 46 anos com uma história de abuso de droga intravenosa e álcool é admitido na UTI com estado mental alterado. Uma imagem de sonografia do seu fígado é apresentada a seguir. Qual dos seguintes é o achado mais útil para o diagnóstico de cirrose?

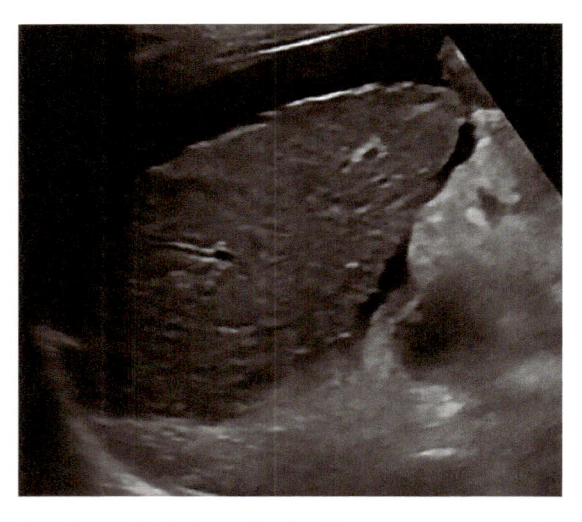

A. Ecogenicidade do fígado difusamente aumentada.
B. Parênquima hepático heterogêneo.
C. Nodularidade na superfície do fígado.
D. Líquido peri-hepático.

Resposta:

C. Correta. Nodularidade na superfície do fígado reflete a presença de nódulos regenerativos e fibrose. Esta apresentação morfológica é o indicador mais preditivo para o diagnóstico de cirrose usando ultrassom convencional (US) em escala de cinza.

A. Incorreta. Há muitas patologias que resultam em ecogenicidade hepática difusamente aumentada e, portanto, este achado não é específico para cirrose. Os diagnósticos diferenciais comuns incluem esteatose, cirrose, hepatite e insuficiência cardíaca crônica do lado direito. Ecogenicidade hepática difusamente aumentada está mais correlacionada com conteúdo de gordura hepática do que com fibrose em cirrose.

B. Incorreta. Há diversas causas para heterogeneidade do parênquima hepático, tais como cirrose, carcinoma hepatocelular (CHC) infiltrativo, deposição gordurosa heterogênea e doença hepática metastática difusa.

D. Incorreta. Líquido periférico é um achado inespecífico e também pode ser encontrado em uma variedade de doenças renais e cardíacas.

Pergunta 5.9: O seguinte exame de US foi realizado em um homem de 52 anos com hepatite viral crônica. Qual valor deve ser reportado?

Resposta:

C. Correta. O paciente está se submetendo a elastografia por ondas de cisalhamento (pSWE). A pSWE fornece uma medida da elasticidade parenquimal que é usada para prever a severidade da fibrose hepática. A imagem é obtida via abordagem intercostal, com o paciente em jejum deitado em posição supina ou em decúbito lateral esquerdo. Dez aquisições são obtidas da mesma área geral evitando os grandes vasos e lesões focais. A mediana destas 10 medidas deve ser reportada. O valor obtido se correlaciona com o escore METAVIR da biópsia hepática.

A. Incorreta. Este valor é a média que não é o valor recomendado para ser reportado.

B. Incorreta. Este é o desvio-padrão das medidas e, portanto, incorreto.

D. Incorreta. O valor mais elevado obtido não é o valor recomendado para ser reportado.

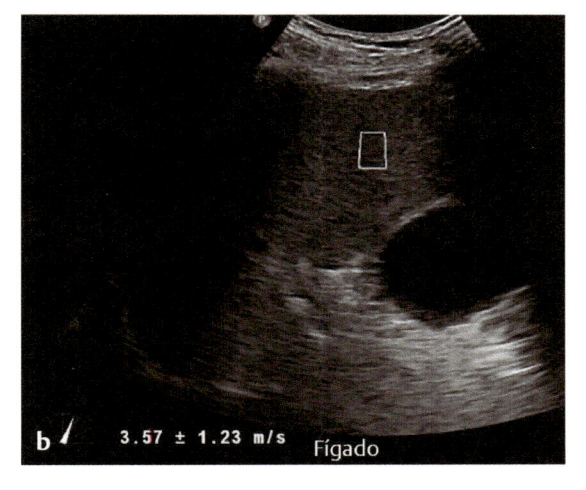

A. 2,15 m/s.
B. 0,64 m/s.
C. 1,97 m/s.
D. 3,57 m/s.

Hepatobiliar

Pergunta 5.10: Que instruções respiratórias os pacientes devem receber durante a aquisição das medidas da elastografia parenquimal hepática?

A. Continuar respirando suavemente durante a aquisição.
B. Respirar profundamente e prender a respiração para a aquisição.
C. Prender a respiração para a aquisição entre os episódios de respiração tranquila.
D. Expirar vigorosamente, depois prender para a aquisição.

Resposta:

C. Correta. Uma respiração presa entre episódios de respiração tranquila evita amplas flutuações na pressão venosa hepática que pode ser encontrada durante inspiração ou expiração profunda. Isto por sua vez pode influenciar a rigidez hepática observada.

A, B, D – Incorretas. Estas opções poderiam levar a medidas errôneas.

Pergunta 5.11: Todas as seguintes são indicações para elastografia do fígado, exceto:

A. Infecção por hepatite C crônica.
B. Doença hepática gordurosa não alcoólica (DHGNA).
C. Hipertensão portal inexplicada.
D. Hepatite aguda.

Resposta:

D. Correta. A elastografia não desempenha nenhum papel no exame de hepatite aguda.

A. Incorreta. Infecção por hepatite C crônica é uma indicação estabelecida para elastografia por US para avaliar o grau de fibrose antes do início da terapia e também para monitoramento subsequente da resposta à terapia.

B. Incorreta. Elastografia é indicada para avaliar a presença de fibrose e avaliação do risco de progressão para cirrose em DHGNA.

C. Incorreta. Elastografia é indicada no exame de hipertensão portal inexplicada para diagnosticar a presença de cirrose subjacente.

Pergunta 5.12: Duas imagens sonográficas são obtidas em um paciente com dor abdominal. O que provavelmente explica a lesão ecogênica dentro do parênquima hepático?

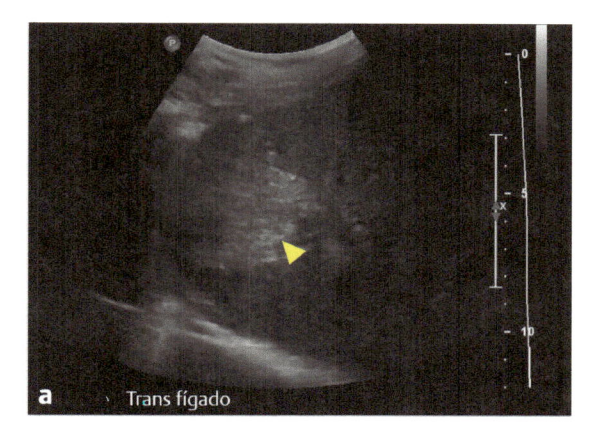

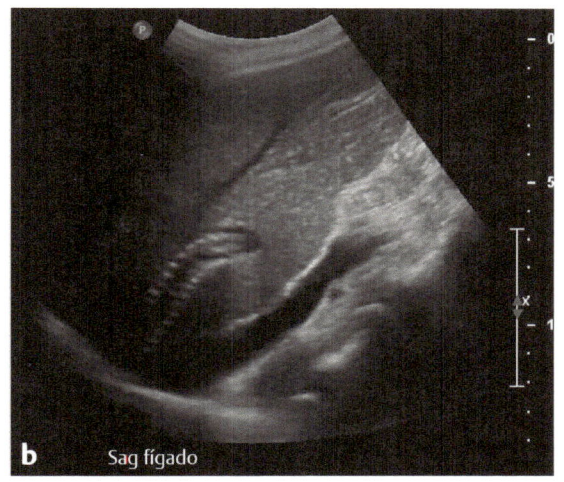

A. Hemangioma.
B. Carcinoma hepatocelular (CHC).
C. Hiperplasia nodular focal.
D. Adenoma hepático com hemorragia.

Resposta:

B. Correta. As imagens demonstram uma lesão ecogênica mal definida (*ponta de seta*) dentro de um fígado um tanto heterogêneo. Além disso, a imagem adjacente demonstra uma anastomose portossistêmica intra-hepática transjugular (TIPSS). Estes achados indicam o diagnóstico subjacente de cirrose e um CHC associado. O CHC pode se manifestar de formas multifacetadas sonograficamente. Qualquer massa sólida grande em um fígado cirrótico é CHC até prova em contrário.

A. Incorreta. Embora os hemangiomas sejam tipicamente ecogênicos, hemangiomas deste tamanho são incomuns no fígado cirrótico, possivelmente "consumido" pelo processo cirrótico. O radiologista intérprete tem o dever de excluir HCC quando surgirem estas aparências no exame de imagem.

C. Incorreta. Hiperplasia nodular focal é uma lesão benigna do fígado, frequentemente possuindo uma cicatriz central. Ela demonstra uma aparência variável no ultrassom e teoricamente pode explicar a aparência apresentada. Contudo, um CHC é a opção muito mais provável.

D. Incorreta. Adenomas hepáticos podem ser ecogênicos na ultrassonografia devido ao conteúdo lipídico e hemorragia associada. No entanto, esta é uma opção muito menos provável, baseada na aparência apresentada.

Hepatobiliar

Pergunta 5.13: Um homem de 53 anos com hepatite C, cirrose e ascite se apresenta para US. Foi obtida a seguinte imagem representativa. Qual é o diagnóstico?

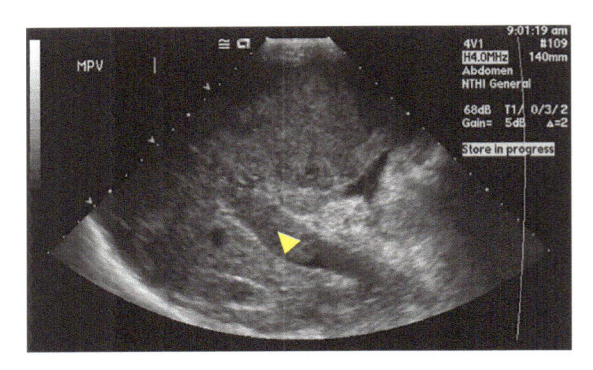

A. Colangiocarcinoma.
B. HCC infiltrado.
C. Metástases.
D. Nódulo regenerativo.

Resposta:

B. Correta. A imagem demonstra uma veia porta expandida com trombo isoecoico *(ponta de seta)* contíguo com e similar em ecotextura ao fígado anormal visualizado. Os achados são consistentes com CHC infiltrado e "trombo tumoral" associado. A imagem por Doppler pode auxiliar na demonstração do fluxo vascular dentro do trombo, distinguindo-o do trombo brando que é comumente encontrado na hipertensão portal. HCCs infiltrativos representam 7 a 20% dos CHCs e são vistos quase exclusivamente em pacientes com cirrose estabelecida. Este tipo de CHC pode ser muito difícil de detectar no exame de imagem, especialmente com ultrassom. Este padrão é importante de reconhecer, já que o ultrassom permanece como modalidade principal para acompanhamento de CHC.

A. Incorreta. Colangiocarcinoma usualmente se manifesta sonograficamente como dilatação biliar. Uma massa discreta geralmente é difícil de detectar.

C. Incorreta. Metástases tipicamente tendem a se apresentar como lesões múltiplas. É incomum para a doença metastática se apresentar como uma massa mal definida com trombo tumoral.

D. Incorreta. Nódulos regenerativos são não neoplásicos e tipicamente têm menos de 2 cm.

Pergunta 5.14: De acordo com as diretrizes da American Association for Study of Liver Diseases (AASLD), com que frequência pacientes em alto risco para CHC devem ser rastreados sonograficamente?

A. A cada 3 meses.
B. A cada 6 meses.
C. Anualmente.
D. A cada 2 anos.

Resposta:

B. Correta. O paciente em alto risco para HCC deve ser rastreado a cada 6 meses com US.

A, C, D – Incorretas. O rastreamento deve ocorrer a cada 6 meses.

Pergunta 5.15: Uma mulher de 48 anos apresenta dor e indigestão. Ela se submete a US do abdome, cujas imagens representativas são demonstradas a seguir. Dentre as opções, que estratégia de manejo é mais apropriada?

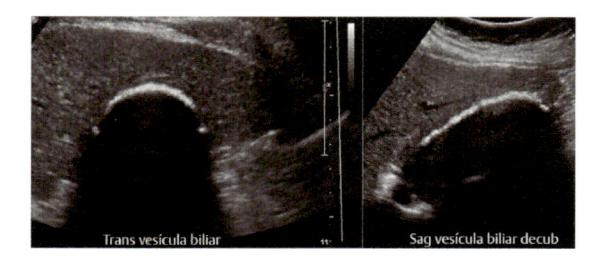

A. Não é necessário acompanhamento.
B. Acompanhamento com ultrassom em 6 meses.
C. Colecistectomia.
D. Rastreio para ácido iminodiacético hepatobiliar (HIDA).

Resposta:

C. Correta. As imagens demonstram um foco ecogênico curvilíneo surgindo da parede da vesícula biliar com sombra acústica posterior. Na verdade, a parede de uma vesícula biliar normal não é percebida. Estas características são consistentes com a "vesícula biliar de porcelana". Embora um tanto controverso, o risco de 2 a 3% de carcinoma da vesícula biliar no contexto da vesícula de porcelana usualmente motiva colecistectomia profilática.

A, B – Incorretas. Colecistectomia profilática é a estratégia de manejo mais apropriada.

D. Incorreta. Um rastreio do HIDA seria inapropriado.

Pergunta 5.16: O paciente da imagem a seguir apresenta dor abdominal. Qual é o provável diagnóstico subjacente?

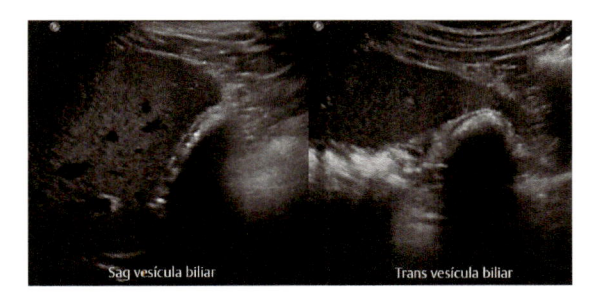

A. Vesícula biliar de porcelana.
B. Colecistite enfisematosa.
C. Colelitíase.
D. Pneumobilia e gás no lúmen da vesícula biliar.

Resposta:

C. Correta. As imagens demonstram o clássico sinal parede-ecossombra (sinal WES). O sinal é criado pela *parede* da vesícula biliar separada do *eco* dos cálculos pela bile que os separa. A *sombra* é, obviamente, criada pelos cálculos. Reconhecer este sinal é importante, pois ele pode ser mimetizado por outras entidades como as alças do intestino ou vesícula biliar de porcelana.

A. Incorreta. Vesícula biliar de porcelana representa calcificação da parede real da vesícula biliar.

B. Incorreta. Colecistite enfisematosa é caracterizada por gás dentro da parede da vesícula biliar.

D. Incorreta. Gás dentro do lúmen da vesícula biliar resultaria na clássica aparência de "sombra suja".

Hepatobiliar

Pergunta 5.17: Uma mulher de 62 anos apresenta dor abdominal no quadrante superior direito (QSD). É realizada uma US QSD. Qual é o diagnóstico mais provável?

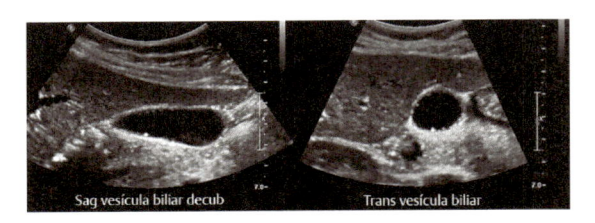

A. Pólipos inflamatórios.
B. Adenomiomatose.
C. Pólipos de colesterol.
D. Carcinoma da vesícula biliar.

Resposta:

C. Correta. Um pólipo de colesterol é a lesão polipoide mais comum encontrada dentro da vesícula biliar, representando 60 a 70% das lesões em alguns estudos. Como nesta imagem, eles aparecem como lesões intraluminais bem definidas, redondas e ecogênicas na parede da vesícula biliar ("bola em uma parede"). Estas lesões estão situadas dentro da parede da vesícula biliar.

A. Incorreta. Pólipos inflamatórios tipicamente ocorrem no contexto de cálculos biliares e inflamação crônica. Eles são tipicamente múltiplos e têm < 10 mm de tamanho. As características de imagem são inespecíficas.

B. Incorreta. Adenomiomatose tipicamente se apresenta como um foco de artefatos de "cauda de cometa" que se originam do fundo da vesícula biliar. Representa cristais de colesterol com minúsculos espaços intraluminais (seios de Rokitansky-Aschoff).

D. Incorreta. Carcinoma da vesícula biliar é improvável, dado o tamanho muito pequeno e a abundância das lesões neste caso.

Pergunta 5.18: Foi realizado uma ultrassonografia do abdome em um recém-nascido de 4 dias com vômitos e diarreia. Qual é o diagnóstico mais provável nesta criança?

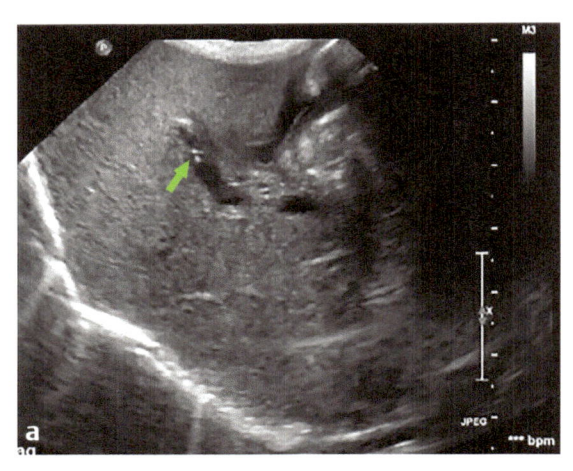

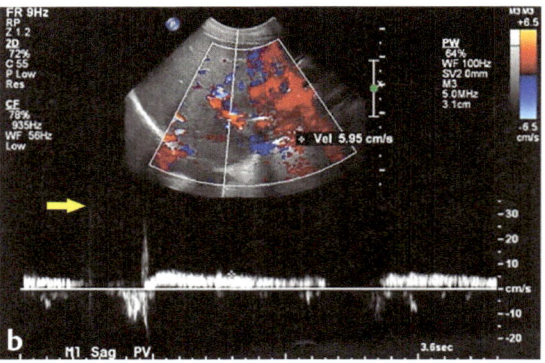

A. Enterocolite necrosante.
B. Trombose de veia porta.
C. Síndrome de Budd-Chiari.
D. Hepatite aguda.

Resposta:

A. Correta. A *seta verde* demonstra focos ecogênicos com a veia porta, consistentes com gás. Isto resulta nas pontas bidirecionais observadas no traçado no Doppler espectral (*seta amarela*). Gás venoso portal é um achado fundamental em enterocolite necrosante.

B. Incorreta. O fluxo é claramente demonstrado dentro da veia porta no Doppler colorido e espectral.

C. Incorreta. Não há achados apresentados neste caso que apoiem o diagnóstico de síndrome de Budd-Chiari, tais como hipertrofia do lobo caudado ou oclusão das veias hepáticas.

D. Incorreta. Não há achados apresentados neste caso que apoiem o diagnóstico de hepatite aguda, tais como fígado hipoecoico com inchaço com tríades portais ecogênicas (padrão de céu estrelado).

Pergunta 5.19: Uma mulher de 54 anos com lesão aguda nos rins se submete a uma ultrassonografia renal. Uma lesão hepática incidental é observada. Qual é o diagnóstico mais provável?

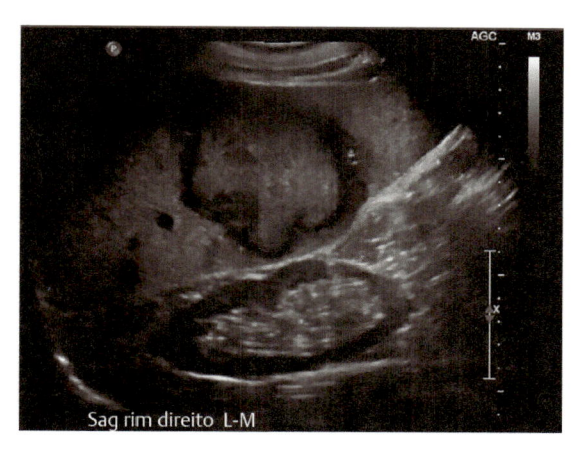

A. Abscesso.
B. Hiperplasia nodular focal.
C. Hemangioma.
D. Metástase.

Resposta:

D. Correta. A imagem sonográfica demonstra uma grande lesão hepática isoecoica com uma borda hipoecoica circundando. Isto representa o clássico "sinal do halo", uma característica frequentemente encontrada de metástase no fígado.

A. Incorreta. Um abscesso se apresentaria como uma coleção de fluidos complexos bem definida possivelmente contendo focos de gás e demonstrando hiperemia periférica.

B. Incorreta. O sinal de halo não é tipicamente associado a hiperplasia nodular focal.

C. Incorreta. Hemangiomas são tipicamente hiperecoicos no que diz respeito ao parênquima do fígado normal. Hemangiomas não estão tipicamente associados ao sinal de halo.

Pergunta 5.20: A imagem sonográfica abaixo é obtida em um paciente de 64 anos com dor abdominal. Que outro sinal clínico ou sintoma provavelmente está presente?

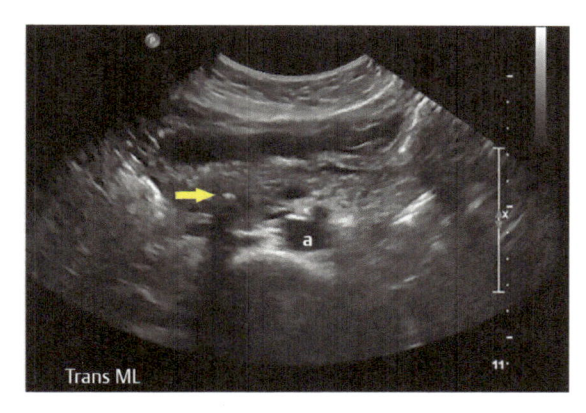

A. Som intestinal ausente ou diminuído.
B. Icterícia.
C. Formação fácil de hematomas.
D. Sopro abdominal.

Resposta:

B. Correta. Esta visão transversal do abdome superior revela um achado ecogênico pontuado com sombra posterior nas imediações da cabeça do pâncreas (*seta*). Isto representa um cálculo dentro do ducto biliar comum distal.

A, C – Incorretas. Estes sintomas não estão tipicamente relacionados com o achado.

D. Incorreta. Um sopro abdominal pode ser encontrado no contexto de um aneurisma de aorta abdominal, porém a aorta na imagem (*a*) é de calibre normal.

Hepatobiliar

Pergunta 5.21: Uma mulher de 44 anos com enzimas hepáticas normais se apresenta para ultrassonografia de QSD de rotina. É detectada uma lesão dentro do fígado (*seta*). Qual das afirmações é correta?

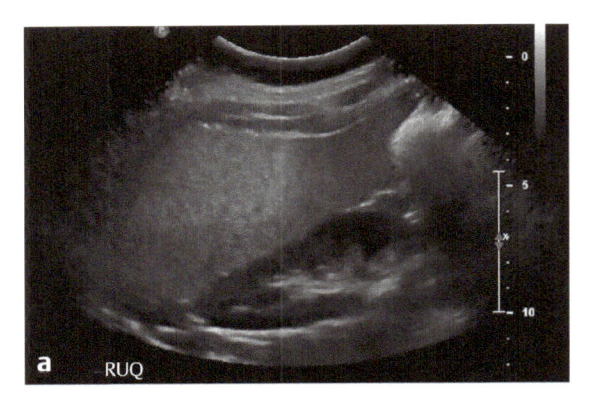

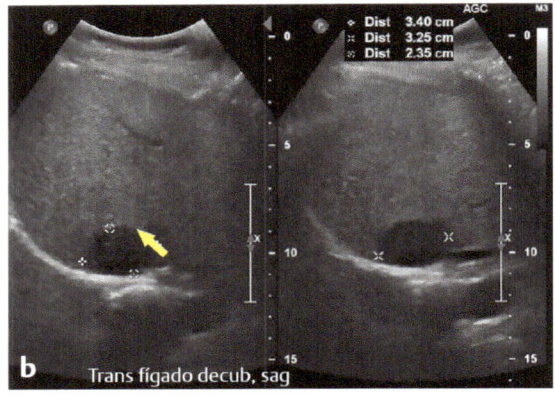

A. Não é necessário exame adicional, pois este achado provavelmente representa acúmulo de gordura no contexto de esteatose.
B. Deve ser realizada uma biópsia focada, uma vez que malignidade é altamente provável, considerando-se as aparências.
C. É improvável que esta lesão seja um hemangioma em razão de sua aparência hipoecoica.
D. Nenhuma das alternativas acima.

Resposta:

D. Correta. Hemangiomas são tipicamente bem definidos e hiperecoicos em relação ao parênquima do fígado *normal* na avaliação sonográfica. No entanto, no contexto de esteatose hepática como pano de fundo, com frequência é observado um hemangioma relativamente hipoecoico.

A. Incorreta. São necessários mais exames de imagem para ajudar a fornecer a caracterização definitiva. O acúmulo de gordura focal pode se apresentar como áreas hipoecoicas dentro de um fígado ecogênico em outros aspectos, tipicamente ao longo da fossa da vesícula biliar. No entanto, a aparência arredondada desta lesão, além da localização, torna o acúmulo de gordura focal menos provável.

B. Incorreta. Deve ser tentada caracterização definitiva com imagem de ressonância magnética (IRM) ou TC com contraste intravenoso antes de uma biópsia invasiva. Esta lesão foi confirmada como um hemangioma com IRM.

C. Incorreta. Esta opção não é correta pela razão mencionada acima.

Leituras Complementares

Barr RG, Ferraioli G, Palmeri ML, et al. Elastography assessment of liver fibrosis: Society of Radiologists in Ultrasound Consensus Conference Statement. Radiology 2015;276(3):845–861

Bloom CM, Langer B, Wilson SR. Role of US in the detection, characterization, and staging of cholangiocarcinoma. Radiographics 1999;19(5):1199–1218

Brancatelli G, Federle MP, Blachar A, Grazioli L. Hemangioma in the cirrhotic liver: diagnosis and natural history. Radiology 2001;219(1):69–74

Bruix J, Sherman M; American Association for the Study of Liver Diseases. Management of hepatocellular carcinoma: an update. Hepatology 2011;53(3):1020–1022

Colli A, Cocciolo M, Mumoli N, et al. Peripheral intrahepatic cholangiocarcinoma: ultrasound findings and differential diagnosis from hepatocellular carcinoma. Eur J Ultrasound 1998;7(2):93–99

Corwin MT, Siewert B, Sheiman RG, Kane RA. Incidentally detected gallbladder polyps: is follow-up necessary?—Long-term clinical and US analysis of 346 patients. Radiology 2011;258(1):277–282

Freeman MP, Vick CW, Taylor KJ, Carithers RL, Brewer WH. Regenerating nodules in cirrhosis: sonographic appearance with anatomic correlation. AJR Am J Roentgenol 1986;146(3):533–536

Gervaz P, Pak-art R, Nivatvongs S, Wolff BG, Larson D, Ringel S. Colorectal adenocarcinoma in cirrhotic patients. J Am Coll Surg 2003;196(6):874–879

Horowitz J, et al. ACR Appropriateness Criteria. Chronic Liver Disease—Diagnosing Liver Fibrosis. Available at: https://acsearch.acr.org/docs/3098416/Narrative

Jakate S, Yabes A, Giusto D, et al. Diff use cirrhosis-like hepatocellular carcinoma: a clinically and radiographically undetected variant mimicking cirrhosis. Am J Surg Pathol 2010;34(7):935–941

Lafortune M, Trinh BC, Burns PN, et al. Air in the portal vein: sonographic and Doppler manifestations. Radiology 1991;180(3):667–670

Mathiesen UL, Franzén LE, Aselius H, et al. Increased liver echogenicity at ultrasound examination reflects degree of steatosis but not of fibrosis in asymptomatic patients with mild/moderate abnormalities of liver transaminases. Dig Liver Dis 2002;34(7):516–522

Mellnick VM, Menias CO, Sandrasegaran K, et al. Polypoid lesions of the gallbladder: disease spectrum with pathologic correlation. Radiographics 2015;35(2):387-399

Myung S-J, Yoon JH, Kim KM, et al. Diff use infi ltrative hepatocellular carcinomas in a hepatitis B-endemic area: diagnostic and therapeutic impediments. Hepatogastroenterology 2006;53(68):266-270

Reynolds AR, Furlan A, Fetzer DT, et al. Infi ltrative hepatocellular carcinoma: what radiologists need to know. Radiographics 2015;35(2):371-386

Taylor KJ, Riely CA, Hammers L, et al. Quantitative US attenuation in normal liver and in patients with diff use liver disease: importance of fat. Radiology 1986;160(1):65-71

Van Beers BE. Diagnosis of cholangiocarcinoma. HPB (Oxford) 2008;10(2):87-93

Wernecke K, Vassallo P, Bick U, Diederich S, Peters PE. The distinction between benign and malignant liver tumors on sonography: value of a hypoechoic halo. AJR Am J Roentgenol 1992;159(5):1005-1009

Yu NC, Chaudhari V, Raman SS, et al. CT and MRI improve detection of hepatocellular carcinoma, compared with ultrasound alone, in patients with cirrhosis. Clin Gastroenterol Hepatol 2011;9(2):161-167

Capítulo 6   Musculoesquelético

Paul J. Spicer

6 Perguntas e Respostas

Consulte o caso a seguir para as perguntas 6.1 a 6.3.

Caso 1 Um homem de 48 anos tem dor no tendão de Aquiles. Uma imagem única do eixo longo (LAX) do tendão de Aquiles é fornecida. O tendão é identificado pela *estrela* na imagem.

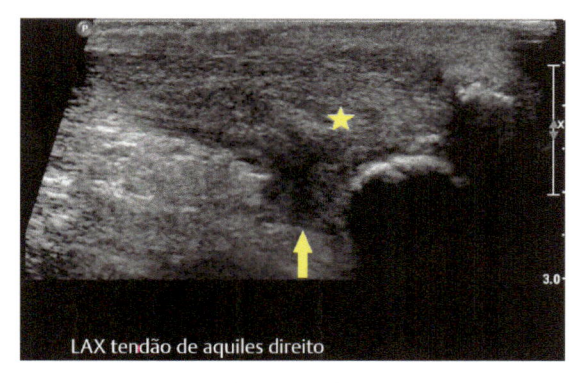

Pergunta 6.1: Qual é o diagnóstico mais apropriado para a aparência deste tendão?

A. Tendão normal.
B. Tendinose.
C. Ruptura de espessura parcial.
D. Ruptura intrassubstância.
E. Ruptura em toda a espessura.

Pergunta 6.2: Que achado adicional é notado na imagem, identificado com uma seta vertical, que é frequentemente associado a dor?

A. Bursite retrocalcânea.
B. Bursite calcânea subcutânea.
C. Cristais de hidroxiapatita de cálcio.
D. Cristais de pirofosfato de cálcio.
E. Cristais de urato monossódico.

Pergunta 6.3: O paciente solicita uma injeção no tendão de Aquiles para alívio e potencial recuperação rápida do sintoma. São discutidas opções de injeção de corticosteroides e plasma rico em plaquetas (PRP). Qual das seguintes opções descreve melhor o local apropriado da injeção?

A. Corticosteroide-peritendinoso, PRP-intratendinoso.
B. Corticosteroide-peritendinoso, PRP-peritendinoso.
C. Corticosteroide-intratendinoso, PRP-intratendinoso.
D. Corticosteroide-intratendinoso, PRP-peritendinoso.
E. Corticosteroide e PRP podem ser injetados intratendinoso ou peritendinoso.

Resposta 6.1:

B. Correta. A imagem única do eixo longo retrata o tendão de Aquiles imediatamente profundo à superfície cutânea, conforme identificado pela *estrela*. A estrutura sombreada ecogênica ao longo do lado direito da imagem é o calcâneo na inserção do tendão. A imagem demonstra espessamento e hipoecogenicidade do tendão. Esta aparência é típica de tendinose. Dentro do tendão encontram-se as fibrilhas, que são as linhas hiperecoicas finas visualizadas no comprimento nas imagens do eixo longo. As fibrilhas individuais do tendão permanecem intactas, sem rompimento das fibras. Portanto, não é visualizada uma ruptura.

A. Incorreta. Um tendão normal é uma estrutura fina que é hiperecoica. Nas imagens do eixo longo, o tendão de Aquiles é imediatamente profundo à superfície cutânea. O tendão neste caso é muito mais espesso e mais hiperecoico do que o normal, portanto ele não é um tendão normal.

C. Incorreta. As fibrilas dentro do tendão permanecem intactas, portanto, não há ruptura presente. Uma ruptura de espessura parcial resultaria em rompimento de uma porção das fibrilas na superfície cutânea ou no lado da almofada adiposa pré-Aquiles do tendão.

D. Incorreta. As fibrilas dentro do tendão permanecem intactas, portanto, não há ruptura presente. Uma ruptura intrassubstância resultaria em rompimento das fibrilas dentro do tendão, mas sem extensão da lateral da superfície cutânea ou o lado da almofada adiposa pré-Aquiles do tendão.

E. Incorreta. As fibrilas dentro do tendão permanecem intactas, portanto, não há ruptura presente. Uma ruptura em toda a espessura do tendão de Aquiles resulta em um rompimento completo do tendão com ou sem retração.

Resposta 6.2:

A. Correta. Há distensão da bursa retrocalcânea na imagem fornecida, conforme identificado pela *seta* vertical. Isto é observado imediatamente profundo ao tendão e ao longo da superfície superior do calcâneo. Ela é visualizada como uma estrutura arredondada anecoica a hipoecoica no centro da imagem. Esta bursa normalmente reside entre o tendão de Aquiles e o calcâneo;

Musculoesquelético

no entanto, quando ele é distendido, a bursa se estende superior ao calcâneo.

B. Incorreta. Bursite calcânea subcutânea é a distensão da bursa localizada entre a superfície da pele e o tendão de Aquiles, que não está presente neste caso.

C, D, E – Incorretas. Cristais são estruturas ecogênicas que podem estar dentro ou fora do tendão. Não são observados cristais neste caso.

Resposta 6.3:

A. Correta. Injeções de corticosteroides para tendões, incluindo o tendão de Aquiles, devem ser injetadas peritendinosas. Uma injeção intratendinosa de corticosteroides enfraquece o tendão e aumenta o potencial de ruptura do tendão. Entretanto, injeções de proteína rica em plasma (PRP) devem ser realizadas intratendinosas.

Isso geralmente é realizado em conjunto com tenotomia, ambas com efeito positivo na cicatrização do tendão. O material da PRP é capaz de auxiliar na regeneração se for injetado dentro do tendão.

B. Incorreta. PRP deve ser injetada intratendinosa, não peritendinosa.

C. Incorreta. Corticosteroides devem ser injetados peritendinosos, não intratendinosos.

D. Incorreta. Corticosteroides devem ser injetados peritendinosos, não intratendinosos. PRP deve ser injetada intratendinosa, não peritendinosa.

E. Incorreta. Corticosteroides devem ser injetados peritendinosos e PRP deve ser injetada intratendinosa, não ao contrário.

Consulte o caso a seguir para as perguntas 6.4 a 6.6.

Caso 2 Uma mulher de 65 anos tem dor no epicôndilo medial do cotovelo. Duas imagens consecutivas do LAX do epicôndilo medial e tendões flexores comuns são fornecidas. O tendão flexor é identificado com a *seta* descendente nas duas imagens.

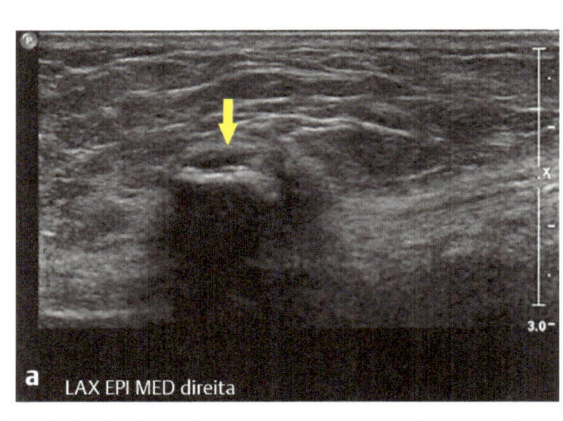

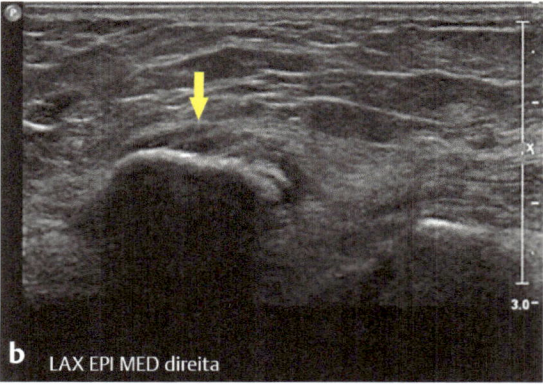

Pergunta 6.4: Qual é o diagnóstico mais apropriado para a aparência do tendão?

A. Tendão normal.
B. Tendinose.
C. Tendinite.
D. Ruptura intrassubstância.
E. Ruptura em toda a espessura.

Pergunta 6.5: Qual das seguintes mudanças no local de inserção do osso cortical do tendão está associada a um tendão anormal?

A. Concavidade aumentada.
B. Perda de volume.
C. Achatamento.
D. Convexidade aumentada.
E. Formação de entesófito.

Pergunta 6.6: A paciente neste caso solicita tenotomia percutânea como tratamento. Como a tenotomia ajuda no processo de recuperação de um tendão?

A. Cria sangramento localizado.
B. Cria neovascularidade.
C. Cria formação de entesófito.
D. Previne a proliferação de fibroblastos.
E. Previne formação de colágeno

Resposta 6.4:

D. Correta. Uma ruptura intrassubstância é retratada na ultrassonografia como áreas focais anecoicas ou hipoecoicas dentro do tendão. Uma laceração leva à ruptura das fibrilas ecogênicas dentro do tendão. As rupturas intrassubstância permanecem localizadas dentro da substância do tendão enquanto as bordas do tendão na superfície profunda e superficial permanecem intactas. Neste caso, o tendão que é imediatamente superficial ao córtex sombreado do epicôndilo medial e é identificado pela seta descendente tem lacerações anecoicas focais dentro do tendão. No entanto, as superfícies profunda e superficial do tendão estão intactas.

A. Incorreta. Um tendão normal é hiperecoico, com uma aparência semelhante a fibra ou fibrilações lineares dentro do tendão. Este padrão é homogêneo ao longo de um tendão normal. Neste caso, existem áreas hipoecoicas focais e anecoicas dentro do tendão, sugerindo que o tendão é anormal.

B. Incorreta. Tendinose é retratada na imagem por ultrassom como um tendão espessado ou inchado e hipoecoico. As fibrilações ecogênicas dentro do tendão permanecem intactas e sem uma laceração.

C. Incorreta. Tendinite não é um termo tipicamente usado para descrever um tendão, pois não são observadas células inflamatórias agudas dentro do tendão na biópsia. O termo tendinose é o preferido.

E. Incorreta. Lacerações em toda a espessura são rupturas das fibrilas dentro do tendão ao longo da superfície superficial, a porção intrassubstância inteira do tendão e a superfície profunda. O tendão pode ser retraído.

Resposta 6.5:

E. Correta. A formação de entesófito e irregularidade cortical do osso no local de inserção do tendão frequentemente ocorrem no contexto de um tendão anormal. Isto é mais bem visto na imagem (**a**). Os entesófitos podem intencionalmente ser rompidos ou suprimidos durante a tenotomia para auxiliar na resposta de recuperação.

A. Incorreta. O aumento na concavidade cortical do osso não está associado a anormalidades no tendão. Erosões/corrosões focais ou alteração cística no córtex está associado a anormalidades no tendão, mas o córtex inteiro não passa por aumento na concavidade nestes casos.

B. Incorreta. Perda de volume cortical não está associada a anormalidades no tendão.

C. Incorreta. Achatamento cortical no local de inserção do osso não ocorre, mas podem ocorrer entesófitos e irregularidade cortical no contexto de um tendão anormal.

D. Incorreta. Convexidade cortical aumentada do osso não está associada a anormalidades no tendão, mas podem ocorrer entesófitos e irregularidade cortical no contexto de um tendão anormal.

Resposta 6.6:

A. Correta. Tenotomia percutânea é também referida como fenestração ou agulhamento a seco de um tendão. Isto ajuda a provocar a resposta de recuperação encorajando sangramento localizado que origina a proliferação de fibroblastos e a formação ordenada de colágeno. A porção hipoecoica do tendão, assim como qualquer fenda anecoica, é focalizada. Se estiver presente neovascularidade dentro do tendão, ele também é visado. Tenotomia envolve passar a agulha repetidamente através das porções anormais do tendão para provocar sangramento localizado dentro do tendão.

B. Incorreta. Tenotomia interfere, não cria neovascularidade.

C. Incorreta. Os entesófitos também podem ser suprimidos da superfície cortical do osso durante a tenotomia. A tenotomia não tenta criar a formação de entesófitos.

D. Incorreta. A tenotomia encoraja, não impede a proliferação de fibroblastos.

E. Incorreta. A tenotomia encoraja, não impede a formação de colágeno.

Musculoesquelético

Consulte o caso a seguir para as perguntas 6.7 a 6.9.

Caso 3 Um homem de 30 anos tem as seguintes imagens do seu tendão supraespinhal direito no LAX (**a**) e eixo curto (SAX; **b**). O tendão supraespinhal é identificado pela *estrela* nas imagens.

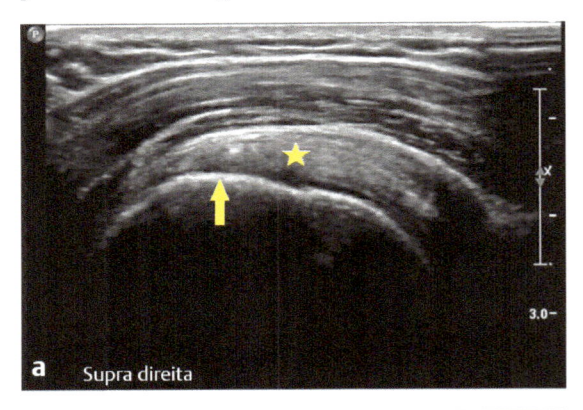

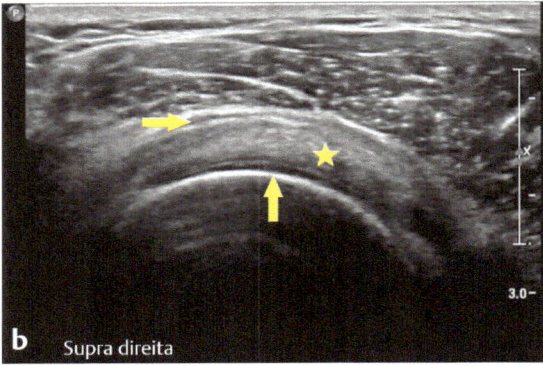

Pergunta 6.7: O que é identificado pela *seta* vertical nas imagens do SAX e LAX?

A. Tuberosidade maior.
B. Tuberosidade menor.
C. Cartilagem hialina.
D. Fibrocartilagem.
E. Bursa subacromial-subdeltóidea.

Pergunta 6.8: O que é identificado pela *seta* horizontal na imagem do SAX?

A. Tuberosidade maior.
B. Tuberosidade menor.
C. Cartilagem hialina.
D. Fibrocartilagem.
E. Bursa subacromial-subdeltóidea.

Pergunta 6.9: Estas imagens foram obtidas usando a técnica de Crass modificada. O propósito desta técnica é retirar o tendão por debaixo de qual estrutura?

A. Clavícula.
B. Coracoide.
C. Acrômio.
D. Ligamento coracoumeral.
E. Ligamento coracoacromial.

Resposta 6.7:

A. Correta. A tuberosidade maior é o local de inserção dos tendões supraespinhal, infraespinhal e redondo menor. É desprovida de cartilagem hialina articular e a superfície ecogênica é o córtex da tuberosidade maior. Ela é identificada com a seta vertical nas imagens do LAX e SAX.

B. Incorreta. A tuberosidade menor é o local de inserção do tendão subescapular. Ela não está incluída nas imagens fornecidas.

C. Incorreta. A superfície articular do úmero e glenoide é revestida por cartilagem hialina articular. A tuberosidade maior, no entanto, não faz parte da superfície articular do úmero e, portanto, é desprovida de cartilagem articular hialina

D. Incorreta. A estrutura de fibrocartilagem dentro da articulação do ombro é o lábio da glenoide. Ela reveste a glenoide e ajuda a estabilizar a articulação glenoumeral. Isto não está associado a tuberosidade maior.

E. Incorreta. A bursa subacromial-subdeltóidea está localizada na imagem entre o músculo deltoide e o tendão supraespinhado, identificado com uma seta horizontal na imagem do SAX. Isto não está associado a tuberosidade maior.

Resposta 6.8:

E. Correta. A bursa subacromial-subdeltóidea está localizada nas imagens entre o músculo deltoide e o tendão supraespinhado, identificado com uma seta horizontal na imagem do SAX. Ela não é bem visualizada em indivíduos normais, vista como uma estrutura anecoica fina entre o deltoide e o tendão; no entanto, no caso de bursite ela pode se tornar distendida com fluido e é mais bem apreciada. Uma bursa distendida também pode levar a conflito subacromial nas manobras dinâmicas.

A. Incorreta. A tuberosidade maior é o local de inserção dos tendões supraespinhado, infraespinhado e redondo menor. Ela é desprovida de cartilagem articular hialina e a superfície ecogênica é o córtex da tuberosidade maior. É identificada com a seta vertical nas imagens do LAX e SAX. Não está associada à bursa subacromial-subdeltóidea.

B. Incorreta. A tuberosidade menor é o local de inserção no tendão subescapular. Não está incluída nas imagens fornecidas.

C. Incorreta. A superfície articular do úmero e glenoide é revestida por cartilagem articular hialina. Isto não está associado à bursa subacromial-subdeltóidea.

D. Incorreta. A estrutura de fibrocartilagem dentro da articulação do ombro é o lábio glenoide. Ele reveste o glenoide e ajuda a estabilizar a articulação glenoumeral. Isto não está associado à bursa subacromial-subdeltóidea.

Resposta 6.9:

C. Correta. O propósito das técnicas de Crass e Crass modificada é retirar os tendões supraespinhado e infraespinhado por debaixo do acrômio. Os tendões normalmente residem abaixo do acrômio; no entanto, o acrômio obscurece a avaliação dos tendões na posição em repouso. Ao retirar os tendões por debaixo do acrômio, os tendões podem ser visualizados. Isto é feito fazendo o paciente colocar sua mão ipsilateral atrás das costas (técnica de Crass) ou em seu bolso de trás (técnica de Crass modificada). Estas técnicas são algumas vezes referidas como a técnica de Middleton.

A. Incorreta. A clavícula não interfere na visualização dos tendões do manguito rotador.

B. Incorreta. O coracoide pode obscurecer a porção do tendão ou músculo subescapular, mas não obscurece os tendões supraespinhado ou infraespinhado.

D. Incorreta. O ligamento coracoumeral não obscurece a avaliação dos tendões supraespinhado e infraespinhado.

E. Incorreta. O ligamento coracoacromial não obscurece a avaliação dos tendões supraespinhado e infraespinhado. Este ligamento reside superficial à junção musculotendínea dos tendões supraespinhado e infraespinhado; no entanto, o feixe de ultrassom é capaz de penetrar o ligamento e, portanto, não obscurece as junções musculotendíneas subjacentes.

Consulte o caso a seguir para as perguntas 6.10 a 6.12.

Caso 4 Um homem de 55 anos tem dor no ombro. As imagens do LAX e SAX do tendão supraespinhado são fornecidas.

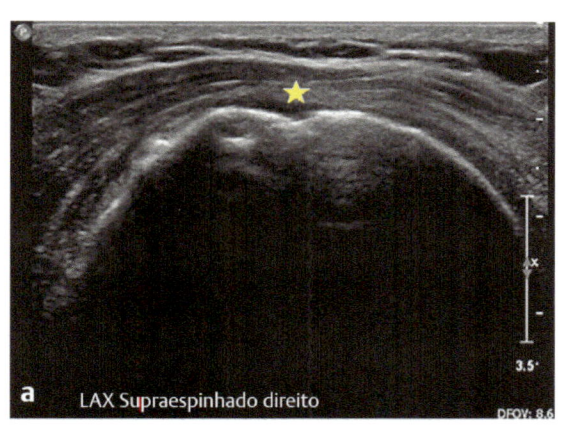

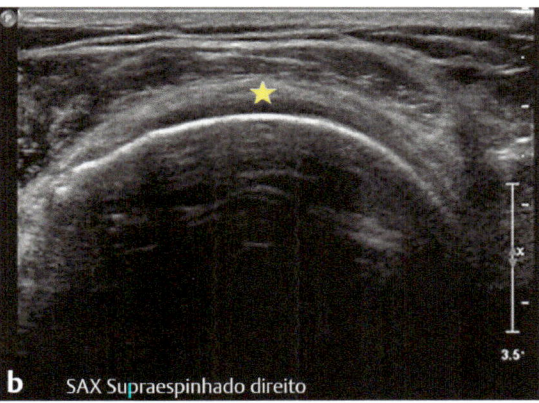

Pergunta 6.10: O que é denotado pela estrutura identificada com a *estrela* nas imagens do LAX e SAX anteriores?

A. Tendão supraespinhado.
B. Tendão infraespinhado.
C. Tendão subescapular.
D. Músculo deltoide.
E. Músculo bíceps.

Pergunta 6.11: Qual é o diagnóstico mais apropriado para a aparência do tendão supraespinhado?

A. Tendão normal.
B. Tendinose.
C. Ruptura articular lateral de espessura parcial.
D. Ruptura lateral bursal de espessura parcial.
E. Ruptura em toda a espessura

Pergunta 6.12: Um paciente de 45 anos apresenta dor no ombro anterior. Qual tendão mais provavelmente é afetado?

A. Supraespinhado.
B. Infraespinhado.
C. Redondo menor.
D. Cabeça curta do bíceps.
E. Cabeça longa do bíceps.

Resposta 6.10:

D: Correta. Nas imagens fornecidas, os tendões supraespinhado e infraespinhado não são visualizados devido às rupturas retraídas em toda a espessura. A *estrela* indica o músculo deltoide que está ocupando o espaço

Musculoesquelético

adjacente à cartilagem articular hialina e o córtex da cabeça do úmero onde os tendões supraespinhado e infraespinhado normalmente residiriam se intactos.

A. Incorreta. O tendão supraespinhado está rasgado e retraído. O coto do tendão não está incluído nas imagens fornecidas.

B. Incorreto. O tendão infraespinal é rompido e retraído. O coto do tendão não está incluído nas imagens fornecidas.

C. Incorreta. O subescapular não está incluído nas imagens fornecidas. O tendão subescapular é melhor visualizado com a tuberosidade menor rotada externamente, mas neste caso, a tuberosidade maior é mostrada nas imagens fornecidas.

E. Incorreta. O músculo bíceps é visualizado recobrindo o úmero dentro do braço superior. As imagens fornecidas são do ombro na tuberosidade maior.

Resposta 6.11:

E. Correta. O tendão supraespinhado não é visualizado nas imagens fornecidas resultante de uma ruptura no tendão retraído em toda a espessura. O coto do tendão não está incluído nas imagens. Lacerações em toda a espessura resultam de uma laceração que se estende da superfície bursal até a superfície articular do tendão. Se a laceração também for completamente através do tendão do anterior ao posterior, conforme observado na imagem do SAX, o coto pode se retrair e, assim, não ser visível nas imagens.

A. Incorreta. Um tendão normal é hiperecoico. Nas imagens fornecidas, nenhum tendão supraespinhado é visualizado em decorrência de uma ruptura retraída em toda a espessura.

B. Incorreta. Na tendinose, o tendão incha ou espessa, e se torna hipoecoico em relação a um tendão normal. O tendão está intacto. Entretanto, nas imagens fornecidas, nenhum tendão supraespinhado é visualizado e, portanto, isto não é compatível com tendinose.

C, D – Incorretas. Em lacerações de espessura parcial, o tendão permanece visível com uma laceração ao longo da superfície articular ou bursal ou dentro da substância do tendão. Nenhum tendão supraespinhado é visualizado nas imagens fornecidas, portanto esta não é uma laceração de espessura parcial.

Resposta 6.12:

E. Correta: A cabeça longa do tendão do bíceps está localizada no ombro anterior e é uma causa comum de dor levando ao exame do ombro com ultrassom. A dor pode ser resultado de tendinose, ruptura, subluxação ou deslocamento. O tendão subescapular é o tendão do ombro anterior e ele também pode ser uma fonte de dor.

A. Incorreta. O tendão supraespinhado e a bursa subacromial-subdeltoide fazem parte do ultrassom anterolateral do ombro e, portanto, não estão associados a dor no ombro anterior.

B, C – Incorretas. O tendão infraespinhado e o tendão redondo menor fazem parte do exame com ultrassom do ombro posterior e, portanto, não estão associados a dor no ombro anterior.

D. Incorreta. O exame da cabeça curta do tendão do bíceps não faz parte do ultrassom de rotina do ombro. Este tendão também é uma causa menos comum de dor em relação ao tendão da cabeça longa do bíceps.

Consulte o caso a seguir para as perguntas 6.13 a 6.15.

Caso 5 Um homem de 45 anos tem inchaço e dor na parte posterior do cotovelo. Duas imagens do local da dor são fornecidas.

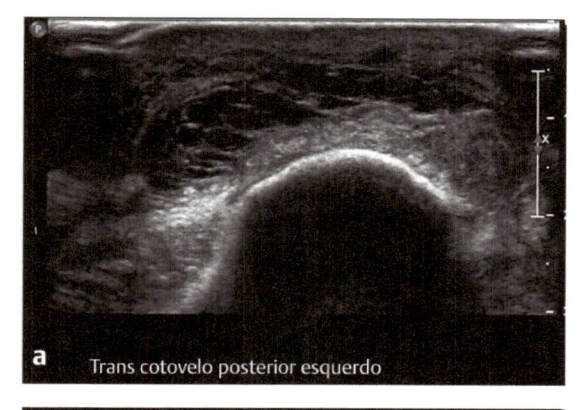

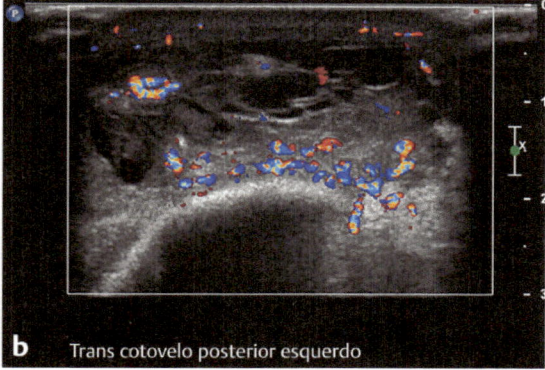

Pergunta 6.13: Com base nas imagens fornecidas, qual é o diagnóstico mais provável?

A. Celulite.
B. Miosite.
C. Bursite.
D. Fascite.
E. Osteomielite.

Pergunta 6.14: Que doença de cristais mais provavelmente seria responsável pelos achados no exame de imagem?

A. Pirofosfato de cálcio.
B. Hidroxiapatita.
C. Amiloidose.
D. Ácido úrico.
E. Oxalose.

Pergunta 6.15: Qual recesso da articulação do cotovelo é a localização mais sensível para identificação de fluido na articulação?

A. Recesso da fossa coronoide anterior.
B. Recesso da fossa radial anterior.
C. Recesso da fossa do olécrano posterior.
D. Recesso da junção anular.
E. Recesso saciforme.

Resposta 6.13:

C. Correta. A estrutura complexa cheia de fluido com hiperemia adjacente sobreposta ao olócrano é a bursa olecraniana. O olécrano é a estrutura sombreada na parte central de cada imagem. Distensão bursal da bursa olecraniana pode ser resultado de trauma, infecção, artrite reumatoide ou gota. Neste exemplo, a causa era infecção da bursa.

A. Incorreta. A pele e os tecidos subcutâneos superpostos às bursas olecranianas não são bem visualizados devido ao posicionamento das zonas focais. Há um componente sutil de celulite, mas este não é o achado predominante neste caso.

B. Incorreta. O músculo não está claramente visível neste exemplo. Não há evidência de miosite neste caso.

D. Incorreta. A fáscia não está claramente visível neste exemplo. Não há evidência de fascite neste caso.

E. Incorreta. O córtex do olecrano está intacto. Não há evidência de osteomielite neste exemplo.

Resposta 6.14:

D. Correta. Bursite olecraniana pode ocorrer como resultado de depósito de ácido úrico dentro da bursa no contexto de gota. Os cristais dentro da bursa serão hiperecoicos, o que não é visto neste caso, já que este exemplo é o resultado de infecção. Hiperemia e erosões corticais adjacentes do olecrano podem adicionalmente ser notadas.

A. Incorreta. Fosfato de cálcio, também referido como doença por depósito de pirofosfato de cálcio (CPPD), não envolve tipicamente a bursa olecraniana. Em vez disso, tipicamente envolve as junções hialina ou de fibrocartilagem, como o joelho e o pulso.

B. Incorreta. Hidroxiapatita, que frequentemente causa tendinose calcificada, não envolve tipicamente a bursa olecraniana.

C. Incorreta. Amiloidose não é uma doença de cristais. Em vez disso, é um depósito de uma proteína fibrosa que pode originar artropatia amiloide. Não envolve tipicamente a bursa olecraniana.

E. Incorreta. Oxalose é o resultado da supersaturação de oxalato de cálcio na urina, o que por sua vez pode afetar estruturas ósseas. Entretanto, não envolve tipicamente a bursa olecraniana.

Resposta 6.15:

C. Correta. A localização mais sensível para avaliar fluido nas articulações, ou uma efusão, é o recesso olecraniano posterior. Quando é feito exame de imagem no plano sagital, o deslocamento superior e posterior da almofada adiposa hiperecoica será notado.

Musculoesquelético

A, B – Incorretas. Os recessos anteriores podem se distender com fluido no contexto de uma efusão; no entanto, estas não são a localização mais sensível.

D. Incorreta. O recesso anular pode se distender com fluido no contexto de uma efusão; no entanto, esta não é a localização mais sensível.

E. Incorreta. O recesso saciforme é uma extensão da cápsula da articulação do cotovelo no pescoço do rádio. Este não é o local mais sensível para avaliação do fluido nas articulações dentro do cotovelo.

Consulte o caso a seguir para as perguntas 6.16 a 6.18.

Caso 6 Uma mulher de 45 anos tem um achado palpável na superfície palmar da sua mão perto da junção do terceiro dígito metacarpofalangeano. As imagens do SAX (**a**) e LAX (**b**) são fornecidas a seguir.

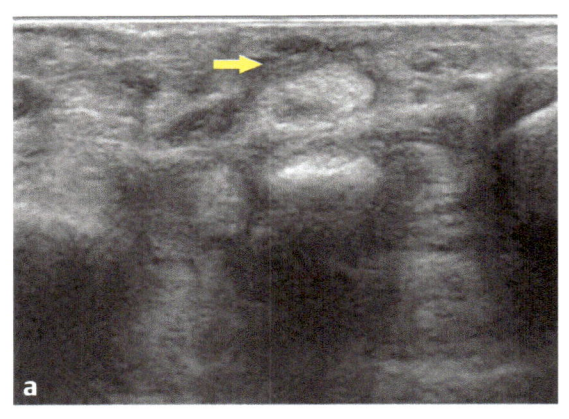

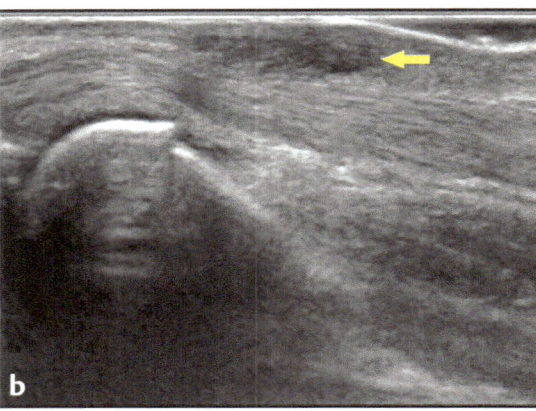

Pergunta 6.16: Com base nas imagens fornecidas, qual é o diagnóstico mais provável?

A. Tumor de células gigantes da bainha do tendão.
B. Contratura de Dupuytren.
C. Tenossinovite.
D. Gânglios.
E. Granuloma de corpo estranho.

Pergunta 6.17: O que este diagnóstico representa?

A. É o espessamento da aponeurose palmar.
B. É uma reação do tecido mole rodeando um corpo estranho.
C. É uma forma localizada de tenossinovite vilonodular pigmentada.
D. É o espessamento sinovial dentro da bainha do tendão.
E. É um cisto associado a trauma, degeneração ou de origem idiopática.

Pergunta 6.18: Hipertrofia sinovial e fluido complexo dentro de uma articulação podem parecer similares. Qual dos seguintes achados adicionais sugere um diagnóstico de hipertrofia sinovial em vez de fluido complexo dentro da articulação?

A. Compressibilidade no recesso da articulação.
B. Aumento do fluxo sanguíneo no *power* Doppler.
C. Redistribuição dos conteúdos da articulação com transdutor de pressão.
D. Aparência hipoecoica.
E. Focalmente localizado dentro de um recesso da articulação.

Resposta 6.16:

B. Correta. Contratura de Dupuytren é o resultado do espessamento da aponeurose palmar. A massa nas imagens, identificada pelas *setas* horizontais, está em continuidade com a aponeurose palmar. Esta continuidade é melhor vista na imagem do SAX como uma estrutura hipoecoica fina emanando da massa. No ultrassom, ela aparecerá como uma massa hipoecoica alongada superficial a uma bainha do tendão flexor e sem fluxo no Doppler colorido ou *power*.

A. Incorreta. Tumor de células gigantes da bainha do tendão é uma forma localizada de tenossinovite vilonodular pigmentada. A massa está em contato com a bainha do tendão, mas o tendão é capaz de deslizar dentro da bainha do tendão independente da massa. Esta massa terá fluxo interno no Doppler colorido ou *power*.

C. Incorreta. Tenossinovite é a distensão anormal por fluido ou espessamento sinovial dentro da bainha de um tendão. Este pode ter vascularidade aumentada no Doppler colorido ou *power*.

D. Incorreta. Um gânglio é uma estrutura cística. Gânglios são as massas mais comuns da mão e pulso e são

88

benignos. A localização mais comum é ao longo do dorso do pulso, adjacente ao ligamento escafolunar.

E. Incorreta. Um granuloma de corpo estranho tem um corpo estranho dentro dele, a menos que tenha sido removido recentemente. Não há corpo estranho ecogênico dentro desta massa. Além disso, granulomas de corpo estranho terão vascularidade aumentada no Doppler colorido ou *power*.

Resposta 6.17:

A. Correta. Espessamento da aponeurose palmar é uma descrição de contratura de Dupuytren.

B. Incorreta. Reação do tecido mole em volta de um corpo estranho é a descrição de um granuloma de corpo estranho.

C. Incorreta. Uma forma localizada de tenossinovite vilonodular pigmentada é a descrição de um tumor de células gigantes da bainha do tendão.

D. Incorreta. Espessamento sinovial dentro da bainha do tendão é a descrição de tenossinovite.

E. Incorreta. Um cisto associado a trauma, degeneração ou de origem idiopática é a descrição de um gânglio.

Resposta 6.18:

B. Correta. Fluxo sanguíneo aumentado no *power* Doppler pode ser visto com hipertrofia sinovial, mas usualmente não é visto dentro do fluido complexo.

A. Incorreta. Compressibilidade no recesso da articulação é típico do fluido complexo. Quando comprimido com o transdutor, o fluido irá comprimir saindo do transdutor, mas hipertrofia sinovial não.

C. Incorreta. Redistribuição dos conteúdos da articulação com transdutor de pressão é típica de fluido complexo, mas não é vista no contexto de hipertrofia sinovial. Similar à compressibilidade no recesso da articulação, se a pressão é aplicada com o transdutor, o fluido pode se redistribuir pela articulação.

D. Incorreta. Hipertrofia sinovial e fluido complexo podem ter uma aparência hipoecoica.

E. Incorreta. Fluido complexo pode estar focalmente localizado dentro de um recesso da articulação, mas hipertrofia sinovial está usualmente presente na articulação.

Musculoesquelético

Consulte o caso a seguir para as perguntas 6.19 a 6.21.

Caso 7 Uma mulher de 30 anos tem dor no tornozelo e uma massa palpável. Imagens de Doppler colorido do LAX (**a**) e SAX (**b**) são fornecidos.

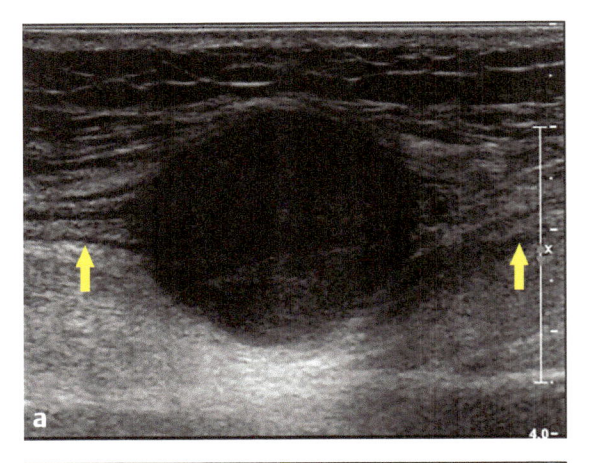

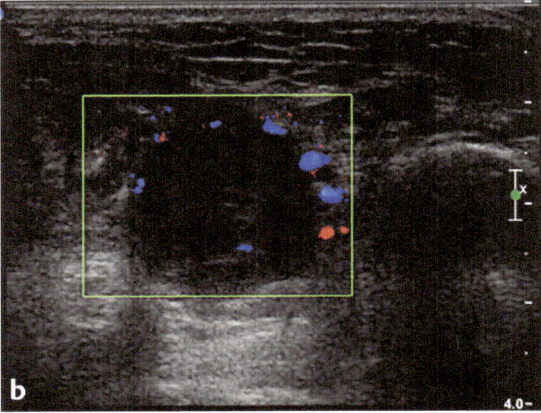

Pergunta 6.19: Com base nas imagens, qual é o diagnóstico mais provável?

A. Gânglio.
B. Lipoma.
C. Linfonodo.
D. Sarcoma de tecido mole.
E. Tumor na bainha do nervo.

Pergunta 6.20: O que as *setas* verticais indicam?

A. Gordura.
B. Músculo.
C. Vaso.
D. Nervo.
E. Fáscia.

Pergunta 6.21: Qual é o tumor de tecido mole mais comum?

A. Angiolipoma.
B. Lipoma.
C. Lipoblastoma.
D. Lipossarcoma.
E. Hibernoma.

Resposta 6.19:

E. Correta. Um tumor na bainha do nervo é uma massa sólida de tecido mole que está em continuidade com um nervo periférico. Estas massas são tipicamente hipoecoicas e podem ter ecos internos de baixo nível. Elas são redondas e ovais e bem definidas. A massa frequentemente terá transmissão aumentada, como neste exemplo, o que pode fazer com que ela seja confundida com um cisto. Contudo, a imagem com Doppler colorido ou *power* demonstrará vascularidade interna que a distinguirá de um cisto.

A. Incorreta. Um gânglio é uma massa cística, mas não terá vascularidade interna como a massa neste caso.

B. Incorreta. Um lipoma pode estar presente dentro dos tecidos subcutâneos ou dentro de um músculo. A ecogenicidade pode variar dependendo da localização da massa, seja dentro dos tecidos subcutâneos ou dentro de um músculo, e da quantidade de tecido fibroso dentro da massa. Lipomas dentro de um músculo ou aqueles que têm tecido mais fibroso parecerão hiperecoicos. No entanto, o exemplo neste caso é mais hopoecoico e mais redondo do que é típico de um lipoma.

C. Incorreta. Linfonodos são tipicamente reniformes com um hilo ecogênico gorduroso. O fluxo sanguíneo do linfonodo é usualmente através do hilo. O córtex é hipoecoico. O exemplo neste caso não é compatível com um linfonodo normal.

D. Incorreta. Sarcomas de tecido mole são tipicamente hipoecoicos. Eles podem ter áreas que são anecoicas em decorrência de necrose dentro da massa. Eles têm vascularidade aumentada na imagem com Doppler colorido ou *power* e têm transmissão posterior aumentada. Eles, no entanto, não estão em continuidade com um nervo.

Resposta 6.20:

D. Correta. As setas verticais apontam para o nervo quando ele entra e sai da massa. Esta é uma característica de um tumor na bainha do nervo.

A. Incorreta. A gordura subcutânea dentro das imagens é superficial à massa.

B. Incorreta. Nenhum músculo é identificado dentro das imagens.

C. Incorreta. Vasos pequenos são observados dentro da imagem por Doppler colorido; no entanto, estes não estão retratados pelas *setas* verticais.

E. Incorreta. Não é observada fáscia dentro das imagens.

Resposta 6.21:

B. Correta. Lipomas são os tumores de tecido mole mais comuns, representando aproximadamente 50% de todos os tumores de tecido mole. Eles ocorrem mais comumente na quinta até a sétima década da vida. Eles são compostos de tecido adiposo maduro e se parecem com gordura subcutânea. Eles podem ter alguns septos finos, com menos de 2 mm de espessura.

A. Incorreta. Angiolipoma é uma neoplasia benigna que se apresenta na segunda ou terceira década de vida como nódulos subcutâneos múltiplos, pequenos e macios dentro do antebraço, braço superior ou tronco.

C. Incorreta. Lipoblastoma é uma neoplasia rara da infância, tipicamente ocorrendo em crianças com menos de 3 anos de idade. Eles mais comumente ocorrem nas extremidades como uma massa aumentada indolor.

D. Incorreta. Os lipossarcomas representam aproximadamente 17% de todos os sarcomas de tecido mole. Eles usualmente se apresentam na sexta década de vida como uma massa aumentada indolor.

E. Incorreta. Hibernoma é um tumor benigno incomum que se origina da gordura marrom. Ele se apresenta como uma massa indolor de crescimento lento em adultos.

Consulte o caso a seguir para as perguntas 6.22 a 6.24.

Caso 8 Um homem de 55 anos se submete a uma injeção na articulação guiada por ultrassom. Uma imagem única é fornecida.

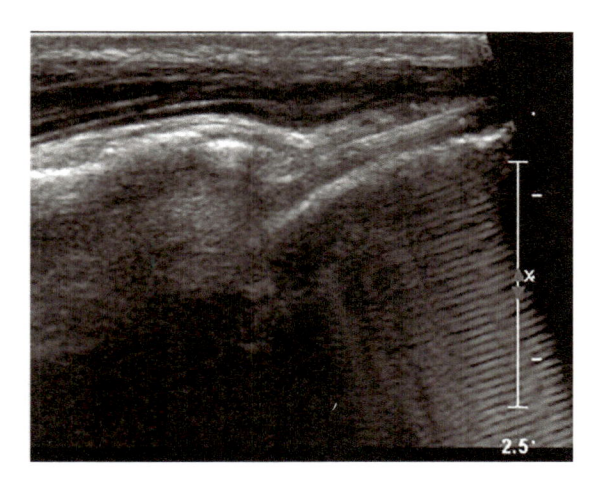

Pergunta 6.22: Que artefato está presente na imagem?

A. Largura do feixe.
B. Reverberação.
C. Imagem em espelho.
D. Refração.
E. Aumentado pela transmissão.

Pergunta 6.23: Qual seria a melhor forma de melhorar este artefato?

A. Mudar o ângulo da insonação.
B. Ajustar as zonas focais.
C. Usar Doppler colorido.
D. Aumentar a profundidade.
E. Aumentar o ganho.

Pergunta 6.24: Que artefato é criado quando o feixe do ultrassom é angulado a 5 graus perpendicular ao alvo?

A. Anisotropia.
B. Sombreamento.
C. *Ring-down*.
D. Imagem em espelho.
E. Largura do feixe.

Resposta 6.22:

B. Correta. Artefato de reverberação ocorre quando duas superfícies paralelas altamente reflexivas estão presentes. Os ecos podem ser refletidos para frente e para trás entre as duas superfícies antes de finalmente retornarem ao transdutor. Como leva mais tempo para estes ecos retornarem ao transdutor, o processor do ultrassom infere que eles se originaram de uma localização mais profunda e os coloca de acordo com isso mais profundos na imagem. Neste caso, as duas superfícies paralelas altamente reflexivas são a agulha e o córtex do osso.

A. Incorreta. A amplitude do feixe de ultrassom é inicialmente a largura do transdutor. No entanto, quando se aproxima das zonas focais, o feixe se estreita e depois que está distal às zonas focais, ele mais uma vez se alarga, mais ainda que a largura do próprio transdutor. Artefato com a largura do feixe ocorre quando a largura do feixe é maior do que o transdutor. Presume-se que os ecos que se originam da porção do feixe que está além da largura do transdutor ocorrem dentro da largura mais estreita do transdutor do feixe e são colocados dentro da porção da imagem. É por isto que um cisto grande pode parecer ter resíduos dentro das margens do cisto se essa porção do cisto estiver fora da largura normal do feixe.

C. Incorreta. No artefato da imagem em espelho, o feixe principal encontra uma interface altamente reflexiva.

Musculoesquelético

O eco é refletido na direção do transdutor, mas ao longo do seu caminho ele encontra a parte traseira de uma superfície altamente reflexiva fazendo com que o eco refletido seja refletido mais uma vez na direção da interface altamente refletida original, afastada do transdutor. A interface reflexiva original mais uma vez reflete o eco na direção do transdutor. Isto resulta em uma imagem com uma estrutura duplicada que é equidistante e profunda à interface fortemente reflexiva.

D. Incorreta. O artefato de refração ocorre quando o feixe de ultrassom viaja através de um meio que não é o tecido humano, como ar ou líquido. O ultrassom viaja a uma velocidade diferente nestes outros meios e, portanto, o eco é calculado erroneamente e consequentemente pode ser colocado mais profundo na imagem.

E. Incorreta. Aumentado pela transmissão é o resultado do feixe de ultrassom encontrando uma fraca estrutura atenuante focal no campo. A largura do feixe que passou através desta fraca estrutura atenuante será maior do que a largura do restante do feixe na imagem na mesma profundidade. Esta largura aumentada é falsamente registrada como ecogenicidade aumentada ou aumentada pela da transmissão.

Resposta 6.23:

A. Correta. Se o ângulo de insonação do transdutor for mudado, ou se o ângulo da agulha for mudado, então a agulha e o córtex do osso podem não mais ser paralelos. Assim, o artefato de reverberação resolveria.

B. Incorreta. Ajustar as zonas focais não resolveria o artefato de reverberação.

C. Incorreta. O uso de Doppler colorido não resolveria o artefato de reverberação.

D. Incorreta. Aumentar a profundidade não resolveria o artefato de reverberação.

E. Incorreta. Aumentar o ganho não resolveria o artefato de reverberação.

Resposta 6.24:

A. Correta. Anisotropia pode ocorrer quando o feixe do ultrassom é angulado em relação à estrutura alvo. Isto pode ocorrer quando o feixe for angulado a 5 graus. O resultado é que tendões normais podem parecer hipoecoicos devido ao artefato, desta forma simulando tendinose. Para determinar se a aparência hipoecoica de um tendão é real ou devido a artefato anisotropia, o ângulo do transdutor pode ser alterado pelo balanço da sonda para a frente e para trás, para ver se a aparência hipoecoica do tendão persiste. Se persistir é tendinose, se não persistir então será o resultado de artefato anisotropia. Um resultado similar pode ocorrer com ligamentos e músculo.

B. Incorreta. Ocorre sombreamento quando o feixe do ultrassom é refletido. Isto resulta em uma imagem com uma região anecoica profunda na interface envolvida. Isto também pode ocorrer se o feixe for absorvido ou refratado. No ultrassom musculoesquelético, isto pode ser encontrado com osso, calcificação, corpos estranhos ou gás.

C. Incorreta. Artefato *ring-down* é um tipo de reverberação em que os ecos reflexivos são mais contínuos e profundos na origem, usualmente o resultado de bolhas de gás. Os ecos reflexivos estão fortemente associados uns aos outros e produzem uma aparência de uma faixa ecogênica contínua profunda na origem.

D. Incorreta. No artefato com imagem em espelho, o feixe principal encontra uma interface altamente reflexiva. O eco é refletido na direção do transdutor; no entanto, ao longo do seu caminho ele encontra a parte traseira de uma superfície altamente reflexiva fazendo com que o eco refletido seja refletido mais uma vez na direção da interface original altamente refletida, afastada do transdutor. A interface reflexiva original mais uma vez reflete o eco na direção do transdutor. Isto resulta em uma imagem com uma estrutura duplicada que é equidistante e profunda à interface fortemente reflexiva.

E. Incorreta. Artefato da largura do feixe ocorre quando a largura do feixe é maior do que o alvo. Presume-se que os ecos que se originam da porção do feixe que está além da largura do transdutor ocorrem dentro da largura mais estreita do transdutor do feixe e os coloca dentro desta porção da imagem. É por isso que um cisto grande pode parecer ter resíduos dentro das suas margens se essa porção do cisto estiver fora da largura normal do feixe. Artefato anisotropia ocorre quando o feixe do ultrassom é angulado a 5 graus em relação à estrutura alvo. Ele pode falsamente fazer um tendão normal parecer ter tendinose. Também pode fazer um ligamento normal parecer lesionado.

Leituras Complementares

Burke CJ, Adler RS. Ultrasound-guided percutaneous tendon treatments. AJR Am J Roentgenol 2016;207(3):495–506

Feldman MK, Katyal S, Blackwood MSUS. US artifacts. Radiographics 2009;29(4):1179–1189

Gupta P, Potti TA, Wuertzer SD, Lenchik L, Pacholke DA. Spectrum of fat-containing soft-tissue masses at MR imaging: the common, the uncommon, the characteristic, and the sometimes confusing. Radiographics 2016;36(3):753–766

Jacobson JA. Fundamentals of Musculoskeletal Ultrasound. 2nd ed. Philadelphia, PA: Elsevier; 2013:2

Lee MH, Sheehan SE, Orwin JF, Lee KS. Comprehensive shoulder US examination: a standardized approach with multimodality correlation for common shoulder disease. Radiographics 2016;36(6):1606–1627

Capítulo 7   Mama

Paul J. Spicer

7 Perguntas e Respostas

Consulte o caso a seguir para as perguntas 7.1 a 7.3.

Caso 1 Uma paciente de 45 anos apresenta massa palpável na mama direita. São fornecidas as imagens de ultrassonografia radial e antirradial.

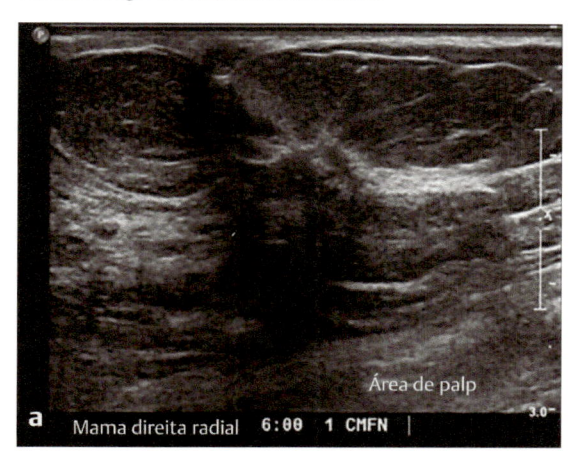

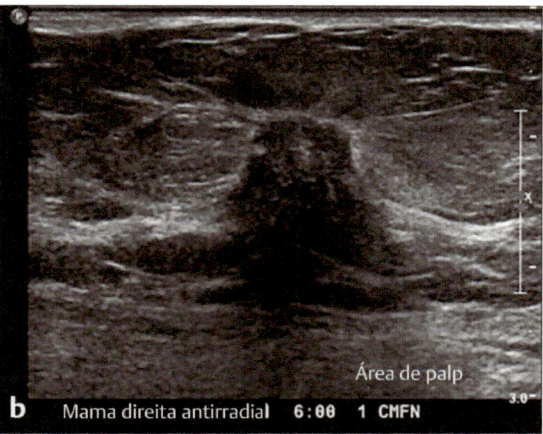

Pergunta 7.1: Qual das opções a seguir é a melhor descrição da margem da massa?

A. Irregular.
B. Indistinta.
C. Microlobulada.
D. Angular.
E. Espiculada.

Pergunta 7.2: Qual das opções a seguir é a melhor descrição do formato da massa?

A. Oval.
B. Redonda.
C. Irregular.
D. Microlobulada.
E. Angular.

Pergunta 7.3: Qual dos aspectos a seguir de uma massa é o mais importante para determinação de malignidade?

A. Formato.
B. Orientação.
C. Margem.
D. Padrão de eco.
E. Aspectos posteriores.

Resposta 7.1:

E. Correta. A margem de uma massa é descrita como circunscrita ou não circunscrita. Massas circunscritas geralmente apresentam formato oval ou redondo. Massas com margens não circunscritas apresentam, pelo menos, uma porção da margem que não é bem definida ou nitidamente definida. Essas massas são caracterizadas, adicionalmente, como ou indistintas, angulares, microlobuladas ou espiculadas. A imagem fornecida mostra massa espiculada. Massas espiculadas são aquelas que apresentam margem com linhas nítidas irradiando-se a partir da massa. Esse aspecto está, com frequência, associado à malignidade. As espículas são notadas em ambas as margens como linhas finas irradiando-se a partir da massa.

A. Incorreta. Irregular não é um descritor de margem apropriado; em vez disso, trata-se de um tipo de formato de massa.

B. Incorreta. A margem indistinta é aquela sem demarcação clara de, pelo menos, uma porção da margem a partir do tecido ao redor. No caso fornecido, a margem é visível ao redor de toda a massa.

C. Incorreta. A margem angular apresenta cantos agudos que, com frequência, formam ângulos agudos. Isso não está presente no caso fornecido.

D. Incorreta. A margem microlobulada apresenta ondulações de ciclo curto, que não está presente no caso fornecido.

Resposta 7.2:

C. Correta. Irregular é a massa com um formato que não pode ser descrito como oval ou como redondo. Isso é, tipicamente, um achado mais preocupante para formato de massa. No caso fornecido, a massa não é nem oval nem redonda.

Mama

A. Incorreta. Massas ovais apresentam formato ou elíptico ou em formato de um ovo. Essas massas podem apresentar duas ou três ondulações. No caso fornecido, a massa não tem formato oval.

B. Incorreta. Massas redondas apresentam formato esférico ou circular onde o diâmetro anterior-posterior é igual ao diâmetro transverso. Esse é um formato incomum de massa e não reflete a massa no caso fornecido.

D. Incorreta. Microlobulada é uma descrição de margem de massa, e não um descritor para formato de massa.

E. Incorreta. Angular é uma descrição de margem de massa, e não um descritor para formato de massa.

Resposta 7.3:

C. Correta. O aspecto mais importante da massa para determinar malignidade é a margem da massa.

A. Incorreta. O formato da massa não é o aspecto mais importante para determinação de malignidade.

B. Incorreta. Não se encoraja a determinação de benignidade ou de malignidade de uma massa com base somente na orientação.

D. Incorreta. O padrão de eco isolado de uma massa tem pouco valor prognóstico para determinação de malignidade.

E. Incorreta. O aspecto posterior da massa tem mais valor secundário que o valor prognóstico primário para determinação de malignidade.

Consulte o caso a seguir para as perguntas 7.4 a 7.6.

Caso 2 Uma paciente de 50 anos apresenta as imagens de ultrassonografia a seguir de massa palpável na mama esquerda. Ela afirma que a massa não alterou o tamanho desde que ela a percebeu há muitos anos.

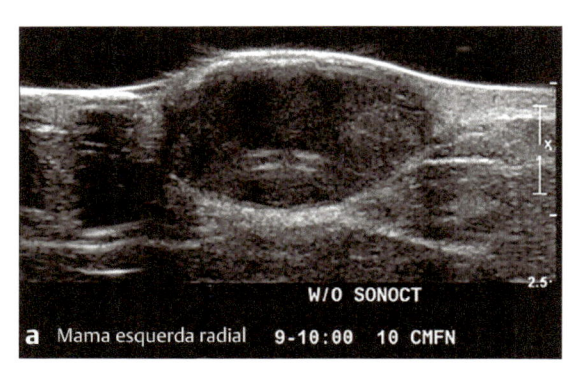

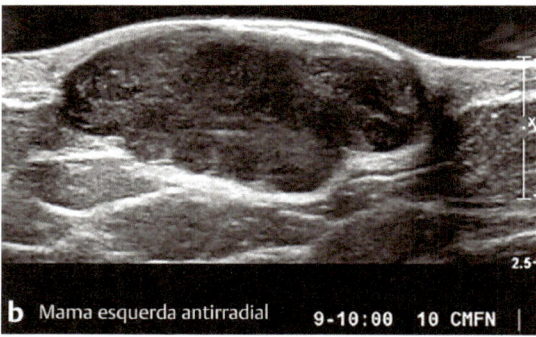

Pergunta 7.4: Qual é o diagnóstico mais provável?

A. Cisto complicado.
B. Cisto complexo e massa sólida.
C. Massa de pele.
D. Granuloma de silicone.
E. Carcinoma ductal invasivo.

Pergunta 7.5: Qual é a avaliação mais apropriada do *Breast Imaging Reporting and Database System* (BI-RADS)

A. 2.
B. 3.
C. 4.
D. 5.
E. 6.

Pergunta 7.6: Qual técnica sonográfica é aplicada na imagem (**b**), mas não na (**a**)?

A. Composição espacial.
B. Posicionamento de zona focal própria.
C. Ganho de escala de cinza própria.
D. Frequência de sonda própria.
E. Elastografia.

Resposta 7.4:

C. Correta. A massa está imediatamente embaixo da superfície da pele e envolve porções dos tecidos subcutâneos, mais bem notados observando-se as bordas da massa. A massa é sólida, sem componentes císticos, com formato oval, paralelo e margens circunscritas. Essa é a aparência de massa benigna, coerente com um grande cisto sebáceo. Um trato para a superfície da pele a partir da massa também pode ajudar no diagnóstico, embora não observado neste caso.

A. Incorreta. A massa é sólida, sem nenhum componente cístico. Um cisto complicado é aquele que contém detritos, mas que não possui um componente sólido.

B. Incorreta. A massa é sólida, sem nenhum componente cístico. Um cisto complexo e massa sólida possuem ambos os componentes cístico e sólido.

D. Incorreta. Um granuloma de silicone apresenta, tipicamente, o sombreamento clássico de tempestade de neve criado pelo silicone. Nenhum sombreamento é observado profundo a essa massa. Em vez disso, ela apresenta realce, significando que a área profunda da massa é mais ecogênica que o outro tecido na imagem na profundidade de comparação.

E. Incorreta. Não são notados aspectos suspeitos nessa massa que possam sugerir malignidade.

Resposta 7.5:

A. Correta. Massas de pele são benignas; portanto a avaliação BI-RADS 2 é apropriada.

B. Incorreta. As avaliações BI-RADS 3 são para achados com chances iguais a 2% ou menores de malignidade. Uma vez que as lesões de pele são benignas, essa seria uma designação BI-RADS inapropriada para essa massa.

C. Incorreta. As avaliações BI-RADS 4 referem-se a achados com mais de 2%, mas menos de 95% de chance de malignidade. Não são notados aspectos suspeitos e não se justifica a biópsia. Essa é uma designação BI-RADS não apropriada para esta massa.

D. Incorreta. As avaliações BI-RADS 5 referem-se a achados com chance de 95% ou mais de malignidade. Neste caso a massa é benigna; portanto, essa seria uma designação incorreta.

E. Incorreta. As avaliações BI-RADS 6 referem-se a malignidades comprovadas por biópsia. Essa massa tem aparência benigna e não passou por biópsia; portanto, essa seria uma designação incorreta.

Resposta 7.6:

A. Correta. A composição espacial é uma técnica usada para melhorar a resolução no centro da imagem. Isso permite a visualização mais clara das margens da lesão, mas os aspectos posteriores são menos aparentes. Esse cenário é criado somando-se várias imagens de ultrassonografia superpostas obtidas em diferentes ângulos de exposição ultrassônica em uma única imagem.

B. Incorreta. As zonas focais estão apropriadamente posicionadas em cada imagem.

C. Incorreta. O ganho em escala de cinza está apropriadamente configurado em ambas as imagens. Esse ganho é configurado de modo que o parênquima da mama normal utiliza boa parte da faixa da escala de cinza.

D. Incorreta. A mesma frequência de sonda é usada em ambas as imagens.

E. Incorreta. A elastografia não foi usada em nenhuma das imagens. Se a elastografia de deformação foi usada, uma caixa colorida abrangerá o achado relevante, documentando a rigidez do achado em relação ao tecido normal, e uma escala correspondente será notada no canto superior direito da imagem.

Mama

Consulte o caso a seguir para as perguntas 7.7 a 7.9.

Caso 3 Uma jovem de 14 anos apresenta anormalidade palpável na mama direita. As imagens radial e antirradial de ultrassonografia são mostradas.

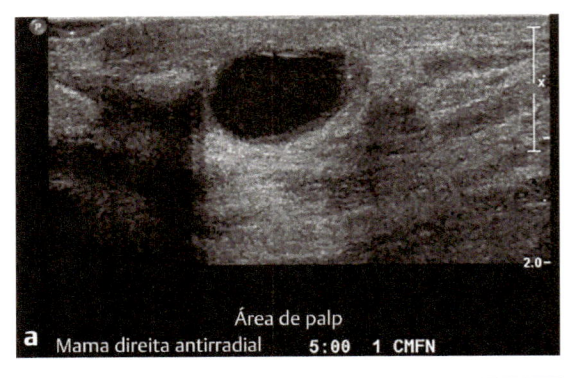

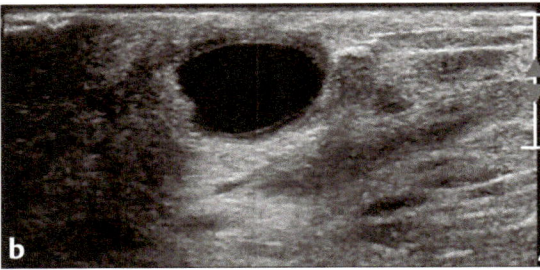

Pergunta 7.7: Qual é o diagnóstico mais provável?

A. Cisto simples.
B. Microcistos aglomerados.
C. Cisto complicado.
D. Cisto complexo e massa sólida.
E. Linfonodo.

Pergunta 7.8: Qual é o aspecto posterior dessa massa?

A. Não existe aspecto posterior.
B. Cintilação.
C. Realce.
D. Sombreamento.
E. Padrão combinado.

Pergunta 7.9: Que tipo de sonda é recomendado pelo American College of Radiology para investigação de mamas por imagens?

A. Sequência linear de 10 MHz, pelo menos.
B. Sequência curvilínea de 10 MHz, pelo menos.
C. Sequência linear de 5 MHz, pelo menos.
D. Sequência curvilínea de 5 MHz, pelo menos.
E. Sonda em taco de hóquei.

Resposta 7.7:

C. Correta. Os cistos complicados são aqueles contendo resíduos internos, como neste caso. Eles não apresentam um componente sólido e possuem uma parede imperceptível.

A. Incorreta. Um cisto simples é aquele circunscrito, redondo ou oval, anecoico e com realce posterior.

B. Incorreta. Microcistos aglomerados são um aglomerado de massas anecoicas, cada uma das quais com menos de 2 ou 3 mm. Eles apresentam septações intervenientes com espessura inferior a 0,5 mm e não possuem um componente sólido.

D. Incorreta. Cisto complexo e massas sólidas possuem, ambos, cistos anecoicos ou fluido e componentes ecogênicos sólidos.

E. Incorreta. Linfonodos possuem, tipicamente, um hilo adiposo ecogênico e um córtex externo e têm formato reniforme.

Resposta 7.8:

C. Correta. O realce ocorre quando a transmissão sonora não é impedida ao passar através da massa, fazendo com que a área profunda à massa seja mais ecogênica que o tecido adjacente na mesma profundidade. Esse é o aspecto posterior observado neste caso. Isso é visto com frequência com cistos, mas alguns cânceres também demonstram esse mesmo padrão de realce posterior.

A. Incorreta. Massas sem aspectos posteriores são aquelas nas quais a área profunda à massa é a mesma que a do tecido adjacente na mesma profundidade.

B. Incorreta. Cintilação não é um termo descritivo usado em investigação de mamas por imagem, como definido pelo atlas BI-RADS. Esse termo é, usualmente, aplicado a calcificações renais.

D. Incorreta. O sombreamento é notado quando a área profunda à massa é atenuada em relação ao tecido adjacente na mesma profundidade. Isso pode ser observado em entidades benignas como fibrose, cicatriz, mastopatia fibrosa e calcificações, mas também pode ser observado em alguns cânceres.

E. Incorreta. Um padrão combinado significa que a massa tem mais de um aspecto posterior.

Resposta 7.9:

A. Correta. O American College of Radiology recomenda o uso de um transdutor de sequência linear de ampla largura de faixa com frequência de centro de 10 MHz, pelo menos.

B. Incorreta. Sondas curvilíneas não são em geral usadas em investigação de mamas por imagem.

C. Incorreta. Sondas de frequências de 10 MHz, pelo menos, são preferidas em investigação de mamas por imagem.

D. Incorreta. Sondas curvilíneas não são em geral usadas em investigação de mamas por imagem.

E. Incorreta. Sondas em taco de hóquei não são em geral usadas em investigação de mamas por imagem. Essas sondas são usadas, mais usualmente, em áreas onde uma impressão de sonda menor é necessária, como em certas situações musculosqueléticas.

Consulte o caso a seguir para as perguntas 7.10 a 7.12.

Caso 4 Uma paciente de 20 anos de idade apresenta massa palpável na mama direita. São fornecidas imagens radial e antirradial de ultrassonografia.

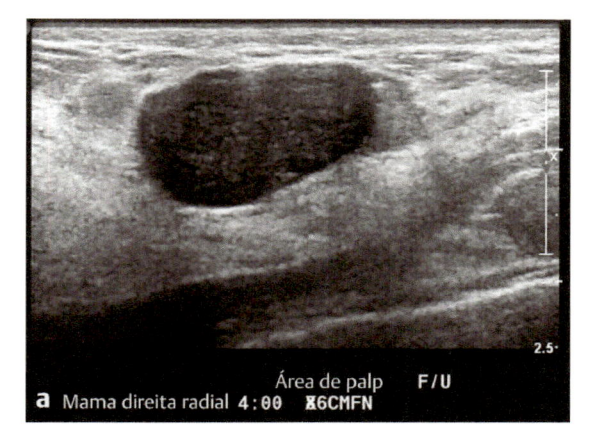

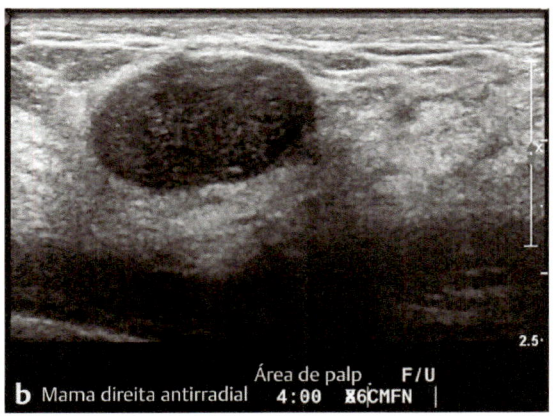

Pergunta 7.10: Qual é o diagnóstico mais provável?

A. Cisto simples.
B. Cisto complexo e massa sólida.
C. Linfonodo.
D. Fibroadenoma.
E. Cisto de inclusão epidérmica.

Pergunta 7.11: Qual é a avaliação BI-RADS mais apropriada?

A. 2.
B. 3.
C. 4.
D. 5.
E. 6.

Pergunta 7.12: Como podemos determinar se a profundidade da imagem fornecida é apropriada?

A. O alvo deverá ser visualizado em sua totalidade.
B. O músculo peitoral deverá ser visualizado.
C. As costelas deverão ser visualizadas.
D. A pleura deverá ser visualizada.
E. O pulmão deverá ser visualizado.

Resposta 7.10:

D. Correta. As imagens exibem massa sólida, com margens circunscritas, formato oval, hipoecoica à gordura, realce posterior mínimo e orientação paralela. Isso é coerente com um fibroadenoma.

A. Incorreta. Um cisto simples é aquele circunscrito, redondo ou oval, anecoico e com realce posterior. Neste caso a massa é sólida, em vez de cística.

B. Incorreta. Cisto complexo e massas sólidas possuem, ambos, cistos anecoicos, ou fluido, e componentes sólidos ecogênicos. Neste caso não são notados componentes císticos.

C. Incorreta. Os linfonodos possuem, tipicamente, um hilo adiposo ecogênico e um córtex externo, e formato reniforme. Neste caso, a massa não é reniforme e o hilo ecogênico não é visualizado.

E. Incorreta. Um cisto de inclusão epidérmica é uma lesão de pele. Neste caso, a massa está no parênquima da mama, e não na pele.

Resposta 7.11:

B. Correta. Em pacientes com menos de 40 anos, os fibroadenomas com aspectos típicos de investigação por imagens recebem avaliação BI-RADS 3.

A. Incorreta. Um fibroadenoma pode receber avaliação BI-RADS 2 se houver pelo menos três massas totais similares entre ambas as mamas, pelo menos duas em uma mama e pelo menos uma na mama contralateral, ou se o fibroadenoma tenha passado anteriormente por um ciclo BI-RADS 3 de seguimento de 2 anos. Nenhum desses cenários foi observado neste caso.

C, D – Incorretas. Em mulheres com menos de 40 anos e aspectos típicos de investigação por imagens de um fibroadenoma as massas não demandam biópsia.

E. Incorreta. Esta massa não passou por biópsia e, portanto, não é uma malignidade comprovada por biópsia.

Resposta 7.12:

B. Correta. A profundidade apropriada de uma imagem é definida como incluindo o tecido mamário e o músculo peitoral profundo a ele. Usando-se esta técnica, fica assegurado que a profundidade total do tecido da mama está incluído na imagem, de modo que as lesões mamárias não serão perdidas.

A. Incorreta. É verdade que a lesão deverá ser visualizada completamente; entretanto, o tecido profundo à lesão também deverá ser visualizado.

Mama

C. Incorreta. As costelas ficam mais profundas que o necessário e, portanto, não deverão ser incluídas na imagem.

D. Incorreta. A pleura é mais profunda que o necessário e, portanto, não deverá ser incluídas na imagem.

E. Incorreta. O pulmão é mais profundo que o necessário e, portanto, não deverá ser incluído na imagem.

Consulte o caso a seguir para as Perguntas 7.13 a 7.15.

Caso 5 Uma paciente de 54 anos apresenta uma anormalidade palpável na mama direita. São mostradas as imagens radial e antirradial de ultrassonografia.

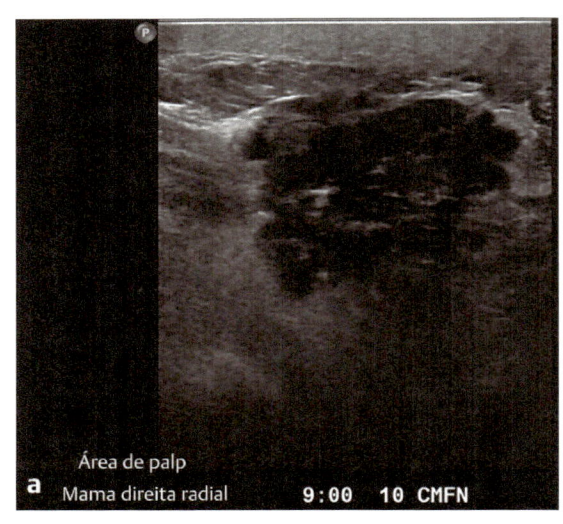

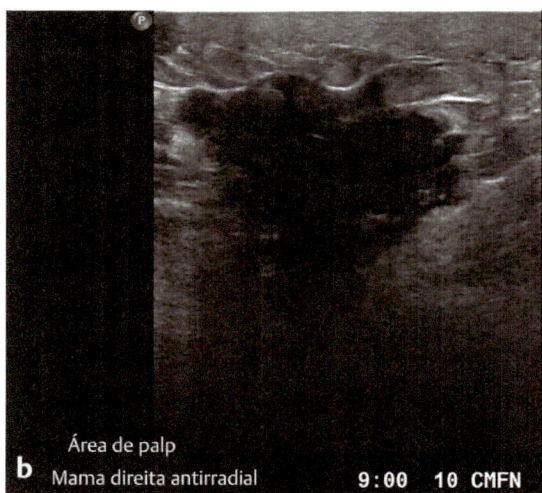

Pergunta 7.13: Qual é o diagnóstico mais provável?

A. Cisto complicado.
B. Fibroadenoma.
C. Nodo intramamário.
D. Abscesso.
E. Carcinoma ductal invasivo.

Pergunta 7.14: Qual dos achados adicionais a seguir está presente nas imagens de ultrassonografia?

A. Espessamento da pele.
B. Retração da pele.
C. Extensão intraductal.
D. Resíduos ductais.
E. Vascularidade.

Pergunta 7.15: Qual espessura da pele é caracterizada como espessamento de pele?

A. > 1 mm.
B. > 2 mm.
C. > 3 mm.
D. > 4 mm.
E. > 5 mm.

Resposta 7.13:

E. Correta. A massa tem formato irregular com margens microlobuladas e distorção de arquitetura adjacente dos ligamentos de Cooper. Os aspectos da massa são preocupantes quanto à malignidade e justifica-se a biópsia. Os resultados da biópsia levaram a um carcinoma ductal invasivo.

A. Incorreta. A massa é sólida, não cística. Portanto, este não é um cisto complicado.

B. Incorreta. A massa apresenta aspectos preocupantes e é incoerente com um fibroadenoma.

C. Incorreta. A massa não tem o formato reniforme típico, como em linfonodos intramamários. Além disso, não se observa hilo adiposo.

D. Incorreta. A massa é sólida, sem áreas císticas ou preenchidas com fluido; portanto, não se trata de um abscesso.

Resposta 7.14:

A. Correta. O espessamento da pele é notado nas imagens. Esse espessamento é definido como pele com > 2 mm de espessura. Este é um caso de câncer de mama inflamatório resultante de um carcinoma ductal invasivo recoberto de espessamento de pele.

B. Incorreta. A retração da pele é observada quando a superfície cutânea é côncava ou mal definida e puxada para dentro. Não há retração de pele neste caso.

7 Perguntas e Respostas

C. Incorreta. As massas podem ter extensão intraductal, quando se estendem para um ducto adjacente. Essa extensão ductal não está presente nas imagens apresentadas.

D. Incorreta. Dentro de um ducto, a presença de resíduos é, geralmente, um achado benigno. Os ductos não são visualizados nas imagens fornecidas; portanto, não há resíduos ductais neste caso.

E. Incorreta. A vascularidade não é detectada nas imagens apresentadas, pois as imagens coloridas não foram incluídas.

Resposta 7.15:

B. Correta. O espessamento de pele é definido como pele com > 2 mm de espessura, que pode ser difuso ou focalizado. A exceção ocorre na dobra inframamária ou a região periareolar, onde ele pode chegar, normalmente, até 4 mm de espessura. Esse espessamento pode ser observado na celulite, mastite ou no câncer de mama inflamatório.

A. Incorreta. Mais de 1 mm ainda estão dentro dos limites normais para espessura de pele. O espessamento da pele é definido como pele com > 2 mm em espessura.

C, D, E – Incorretas. O espessamento de pele é definido como pele com > 2 mm em espessura.

Consulte o caso a seguir para as perguntas 7.16 a 7.18.

Caso 6 Uma paciente com câncer de mama inflamatório submete-se a um ultrassom axilar ipsilateral. Uma única imagem de ultrassom de um dos linfonodos axilares é apresentada.

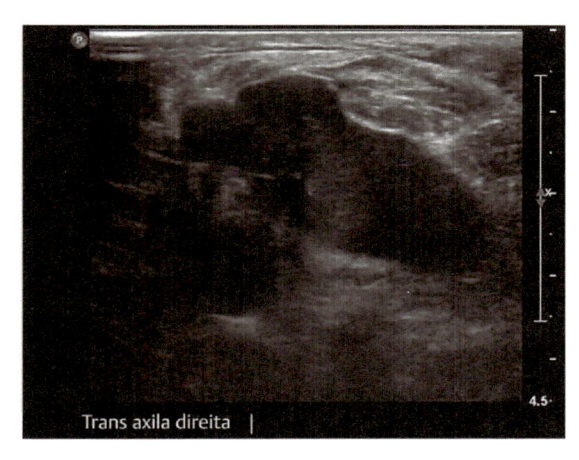

Pergunta 7.16: Com base na imagem de ultrassom, qual é o passo mais apropriado a seguir?

A. Nenhum, o linfonodo está normal.
B. Comparar com o lado contralateral com ultrassonografia para determinar se o linfonodo é normal.
C. Comparar com o mamograma para determinar se o linfonodo é normal.
D. Recomendar a investigação por imagens de ressonância magnética (IRM) para determinar se o linfonodo é normal.
E. Recomendar a amostragem do nodo mediante orientação por ultrassom.

Pergunta 7.17: Qual espessura cortical é considerada anormal?

A. > 1 mm.
B. > 2 mm.
C. > 3 mm.
D. > 4 mm.
E. > 5 mm.

Pergunta 7.18: Qual aspecto de um nodo anormal tem o valor prognóstico positivo mais alto para doença metastática em um linfonodo axilar?

A. Fluxo sanguíneo hilar.
B. Fluxo sanguíneo não hilar.
C. Espessamento cortical.
D. Calcificações no nodo.
E. Perda do hilo adiposo.

Resposta 7.16:

E. Correta. Este linfonodo se mostra acentuadamente anormal, apresentando espessamento cortical > 3 mm com perda completa do hilo adiposo. Esse nodo deverá, portanto, ser amostrado mediante orientação por ultrassom. Isso pode ser executado com aspiração com agulha fina (FNA, para *fine needle aspiration*) se houver citopatologia disponível no local para analisar a amostra em tempo real e determinar sua adequação. Caso contrário, a biópsia central orientada por ultrassom poderá ser conduzida.

A. Incorreta. Neste caso, o nodo se apresenta acentuadamente anormal.

B. Incorreta. A comparação com o lado contralateral não é necessária neste caso, pois o nodo em questão se mostra acentuadamente anormal. A comparação lado-a-lado às vezes ajuda se houver suspeita de nodo inflamatório resultante de doença sistêmica.

C. Incorreta. A ultrassonografia é mais sensível e específico que a mamografia para avaliação de linfonodos axilares.

D. Incorreta. A ultrassonografia é mais sensível e específico que a mamografia para avaliação de linfonodos axilares. Este nodo é, obviamente, anormal pelo ultrassom; portanto, a IRM não acrescentará nenhum valor para a avaliação deste nodo.

Resposta 7.17:

C. Correta. Uma espessura cortical > 3 mm é considerada anormal.

A, B, D, E – Incorretas. Uma espessura cortical > 3 mm é considerada anormal.

Resposta 7.18:

E. Correta. A perda do hilo adiposo foi informada como tendo valor prognóstico positivo de 100% para envolvimento metastático do linfonodo.

A. Incorreta. O fluxo sanguíneo hilar descreve o fluxo normal de sangue para o linfonodo por meio do hilo.

B. Incorreta. O fluxo sanguíneo não hilar se refere ao fluxo de sangue diretamente para o córtex do nodo resultante da neovascularidade e, por isso, desviando o fluxo normal por meio do hilo. Isso tem um valor prognóstico positivo elevado para envolvimento metastático, mas inferior a 100%.

C. Incorreta. O espessamento cortical é um achado suspeito, mas tem valor prognóstico positivo inferior a 100%. Ele apresenta 88% de sensibilidade e 75% de especificidade.

D. Incorreta. Calcificações no linfonodo podem ser um achado suspeito, especialmente se o formato dessas calcificações for suspeito. Entretanto, calcificações podem ocorrer em linfonodos de causas benignas, como a presença de tatuagens em uma área que drena para nodos axilares.

Consulte o caso a seguir para as perguntas 7.19 a 7.21.

Caso 7 Uma paciente de 32 anos apresenta descarga sanguínea espontânea pelo mamilo direito. É apresentada uma imagem com tela dividida incluindo exame com mapeamento de amplitude *power Doppler*.

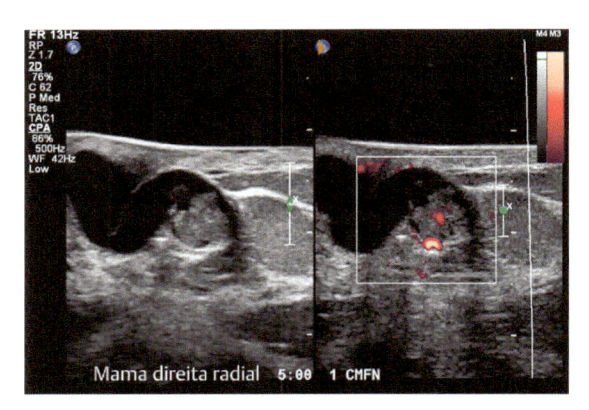

Pergunta 7.19: A massa não se move com a mudança de posicionamento da paciente. Qual é o diagnóstico mais provável?

A. Resíduos.
B. Fibroadenoma.
C. Papiloma.
D. Carcinoma ductal invasivo.
E. Carcinoma lobular invasivo.

Pergunta 7.20: Qual avaliação BI-RADS é apropriada com base na imagem de ultrassom e na história da paciente?

A. 3.
B. 4A.
C. 4B.
D. 4C.
E. 5.

Pergunta 7.21: Qual aspecto da descarga é o mais preocupante?

A. Bilateral, leitosa.
B. Unilateral, verde.
C. Unilateral, leitosa.
D. Bilateral, verde.
E. Unilateral, sanguínea.

Resposta 7.19:

C. Correta. A imagem mostra massa sólida com fluxo interno dentro do ducto. Conforme a história, essa massa não se move com a movimentação da paciente; portanto, resíduos são improváveis. Os resíduos também não têm fluxo interno. A massa intraductal sólida mais comum é um papiloma.

A. Incorreta. O achado se refere a massa sólida com fluxo interno; portanto, não há probabilidade de ser resíduo. Resíduo não tem fluxo interno e pode se mover com alterações na posição da paciente, similar à lama na vesícula. Uma técnica denominada votação (*ballottement*) também pode ser usada para diferenciar entre resíduo e massa sólida. Quando se aplica pressão com a sonda na área de interesse, o resíduo se dispersará para longe da pressão com a votação, o que não acontecerá com a massa sólida.

B. Incorreta. A imagem não mostra os aspectos típicos de um fibroadenoma.

D. Incorreta. A massa intraductal sólida mais comum é o papiloma, um carcinoma ductal não invasivo.

E. Incorreta. A massa intraductal sólida mais comum é o papiloma, um carcinoma lobular não invasivo.

Resposta 7.20:

B. Correta. A avaliação BI-RADS correta para a história e a imagem de ultrassom é 4A. A descarga sanguínea espontânea pelo mamilo com massa intraductal notada pelo ultrassom tem valor prognóstico positivo de 8% para malignidade. Os achados 4A apresentam > 2%, mas < 10% de chance de malignidade.

A. Incorreta. Os achados BI-RADS 3 possuem menos de 2% de chance de malignidade. Este achado, porém, apresenta 8% de chance de malignidade e é, portanto, um achado 4A.

C. Incorreta. Achados BI-RADS 4B apresentam ≥ 10%, mas < 50% de chance de malignidade. Este achado, porém, só tem 8% dessa chance e, portanto, é um achado 4A.

D. Incorreta. Achados BI-RADS 4C apresentam ≥ 50%, mas < 95% de chance de malignidade. Este achado, porém, só tem 8% dessa chance sendo, portanto, um achado 4A.

E. Incorreta. Achados BI-RADS 5 apresentam ≥ 95% de chance de malignidade. Este achado, porém, só tem 8% dessa chance e é, portanto, um achado 4A.

Resposta 7.21:

E. Correta. Os aspectos preocupantes de malignidade incluem uma descarga transparente ou sanguinolenta, unilateral, espontânea e via um único ducto. Os aspectos menos preocupantes incluem uma descarga de coloração leitosa ou amarela, bilateral, não espontânea e via múltiplos ductos. Os aspectos preocupantes apontam, coletivamente, para uma preocupação por massa dentro de um sistema ductal único na mama, que pode estar sangrando ou gerando fluido transparente.

A. Incorreta. Tanto a bilateralidade quando a coloração leitosa não representa, em geral, achados preocupantes.

B. Incorreta. A coloração verde não é, em geral, um achado preocupante.

C. Incorreta. A coloração leitosa não é, em geral, um achado preocupante.

D. Incorreta. Tanto a bilateralidade quanto a coloração verde não são, em geral, achados preocupantes.

Mama

Consulte o caso a seguir para as perguntas 7.22 a 7.24.

Caso 8 Um paciente de 55 anos apresenta sensibilidade na mama esquerda e uma anormalidade palpável. São fornecidas imagens de ultrassonografia transversa e de eixo longo.

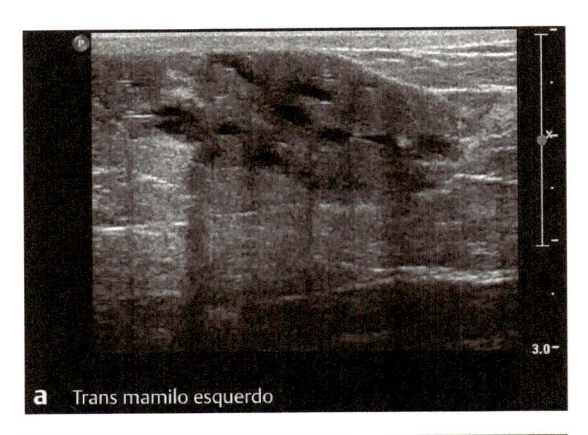

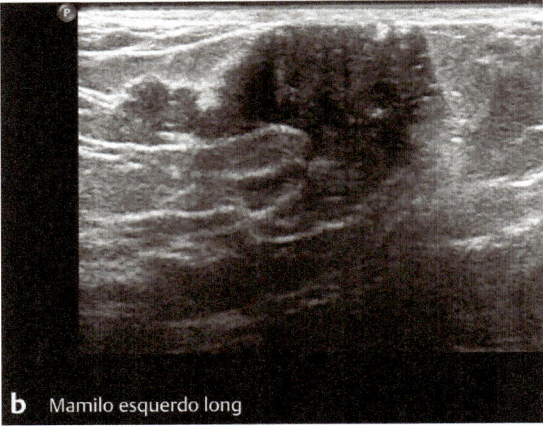

Pergunta 7.22: Qual é o diagnóstico mais provável?

A. Ginecomastia.
B. Papiloma.
C. Fibroadenoma.
D. Carcinoma ductal *in situ*.
E. Carcinoma lobular invasivo.

Pergunta 7.23: Qual é a avaliação BI-RADS mais apropriada?

A. 2.
B. 3.
C. 4.
D. 5.
E. 6.

Pergunta 7.24: Uma paciente de 40 anos tem mamograma e ultrassonografia demonstrando nodo axilar anormal, que foi comprovado anteriormente por biópsia como sendo um linfoma. Não foram encontrados outros achados suspeitos. Com essas informações, qual é a avaliação BI-RADS apropriada para os achados nas imagens neste caso?

A. 2.
B. 3.
C. 4.
D. 5.
E. 6.

Resposta 7.22:

A. Correta. As imagens mostram ginecomastia em paciente masculino. Não se observa massa focal ou anormalidade suspeita. A ginecomastia tem a aparência típica de tecido de mama feminina com ductos e estroma; entretanto, não há lóbulos presentes. Neste caso o ultrassom tem a exibição usual de estroma e ductos na região subareolar da mama.

B. Incorreta. Não se observa massa intraductal.

C. Incorreta. Não se observa massa sólida. Geralmente, os homens não possuem lóbulos; portanto, não possuem massas que se iniciam nos lóbulos, como um fibroadenoma.

D. Incorreta. Não se observa a presença de massa sólida ou de massa intraductal.

E. Incorreta. Não se observa massa sólida. Geralmente, os homens não possuem lóbulos; portanto, não possuem massas que se iniciam nos lóbulos, como um carcinoma lobular invasivo.

Resposta 7.23:

A. Correta. A ginecomastia é benigna; portanto, a avaliação BI-RADS 2 é apropriada.

B. Incorreta. A ginecomastia é benigna; portanto a avaliação BI-RADS 2 é apropriada. BI-RADS 3 é para um achado que provavelmente é benigno, mas que ainda tem < 2% de chance de malignidade.

C. Incorreta. A ginecomastia é benigna; portanto, a avaliação BI-RADS 2 é apropriada. BI-RADS 4 é para um achado considerado suspeito.

D. Incorreta. A ginecomastia é benigna; portanto, a avaliação BI-RADS 2 é apropriada. BI-RADS 5 é para um achado altamente sugestivo de malignidade.

E. Incorreta. A ginecomastia é benigna; portanto, a avaliação BI-RADS 2 é apropriada. BI-RADS 6 é para malignidade comprovada por biópsia.

Resposta 7.24:

A. Correta. Embora o paciente tenha malignidade, ela não está relacionada com a mama. A avaliação BI-RADS só se aplica ao câncer de mama; portanto, o paciente neste caso recebe avaliação BI-RADS 2 para os achados da mama, em vez de um BI-RADS 6 para linfoma comprovado por biópsia.

B. Incorreta. Os achados são benignos; portanto, seguir como avaliação BI-RADS 3, se não apropriado.

C. Incorreta. Os achados são benignos, nenhum achado de mama observado que exija biópsia mediante avaliação BI-RADS 4.

D. Incorreta. Os achados são benignos, nenhum achado de mama observado que exija biópsia mediante avaliação BI-RADS 5.

E. Incorreta. O paciente tem linfoma; entretanto, ele não está relacionado com a mama e, portanto, não considerado para avaliação BI-RADS. Os achados de mama são benignos e, portanto, avaliados com BI-RADS 2. Seria apropriado adicionar uma sentença nas recomendações notando a presença do nodo anormal e que ele é coerente com a história conhecida de linfoma.

Leituras Complementares

Mainiero MB, Cinelli CM, Koelliker SL, Graves TA, Chung MA. Axillary ultrasound and fi ne-needle aspiration in the preoperative evaluation of the breast cancer patient: an algorithm based on tumor size and lymph node appearance. AJR Am J Roentgenol 2010;195(5):1261–1267

Mendelson EB, Böhm-Vélez M, Berg WA, et al. ACR BI-RADS® Ultrasound. In: ACR BI-RADS® Atlas, Breast Imaging Reporting and Data System. Reston, VA, American College of Radiology; 2013

Capítulo 8 Pescoço

Adrian Dawkins

8 Perguntas e Respostas

Consulte a imagem a seguir para as perguntas 8.1 e 8.2.

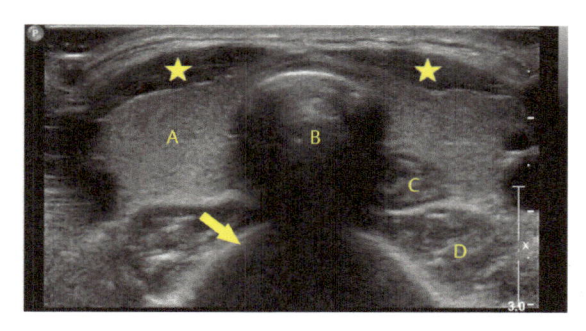

Pergunta 8.1: Este paciente de 35 anos deve ser submetido a uma ingestão de bário no departamento de radiologia. Durante o estudo, o paciente aspira a substância. Quais estruturas ficarão opacificadas pelo bário?

A. A e B.
B. A e C.
C. B e C.
D. B e D.

Pergunta 8.2: Qual é a frequência geralmente empregada na avaliação sonográfica de estruturas do pescoço?

A. 2 a 3 MHz.
B. 3 a 5 MHz.
C. 5 a 12 MHz.
D. 30 a 35 MHz.

Resposta 8.1:

C. Correta. Esta imagem sonográfica de alta resolução exibe visualização transversa do pescoço no nível da glândula tireoide. Essa glândula em formato de borboleta é visualizada como estrutura lisa e pouco ecogênica com lobos direito (A) e esquerdo conectados pelo istmo da linha média, que está posicionado anterior à traqueia (B). Na posição supina, o esôfago (C) é identificado, com frequência, como uma estrutura circular com várias camadas bem à esquerda e posterior à traqueia. A aparência em camadas do esôfago se deve às ecogenicidades diferentes dos componentes da parede. A superfície refletiva curvada de um corpo vertebral cervical (*seta amarela*) é observada posterior à traqueia. Notam-se também tiras pareadas (*estrela*) e os músculos longos do pescoço (D).

A. Incorreta. Representação do lobo direito da tireoide e a traqueia, respectivamente.

B. Incorreta. Representação do lobo direito da tireoide e o esôfago, respectivamente.

D. Incorreta. Representação da traqueia e do músculo longo do pescoço, respectivamente.

Resposta 8.2:

C. Correta. A localização superficial das estruturas do pescoço, bem como a grande área de superfície da pele de cobertura, permite a avaliação sonográfica em altas frequências usando um transdutor linear. A imagem resultante é, tipicamente, de alta resolução, ótima para discernir anatomia e patologia, assim como para orientar intervenções.

A. Incorreta. Esta faixa de frequência é tipicamente empregada para varredura abdominopélvica, especialmente em pacientes obesos, devido à melhor penetração da sonda de som de baixa frequência.

B. Incorreta. Esta faixa de frequência é tipicamente empregada para varredura abdominopélvica.

D. Incorreta. Esta faixa de frequência não é tipicamente usada em investigação clínica por imagens.

Pescoço

Pergunta 8.3: Esta imagem foi obtida de uma projeção submentual do pescoço. Quais estruturas estão rotuladas como A, B e C?

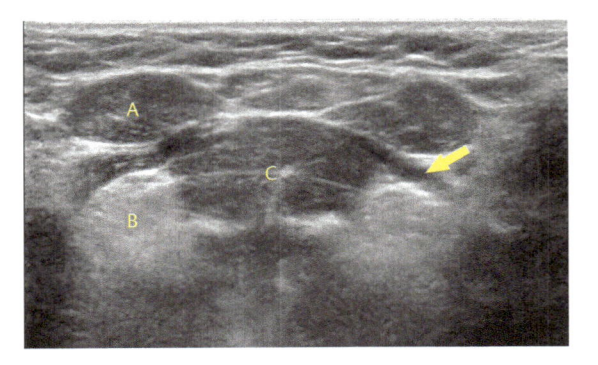

A. Músculo miloióideo, glândula submandibular e ventre anterior do músculo digástrico, respectivamente.
B. Músculo miloióideo, glândula submandibular e língua, respectivamente.
C. Ventre anterior do músculo digástrico, glândula sublingual e língua, respectivamente.
D. Ventre anterior do músculo digástrico, glândula submandibular e língua, respectivamente.

Resposta:

C. Correta. A projeção submentual é facilmente adquirida posicionando-se o transdutor de modo que a pegada da sonda entre em contato com a pele embaixo do queixo. A imagem resultante, quando a sonda é mantida em posição transversa, é uma "projeção coronal de cabeça para baixo" da face. Os ventres anteriores dos músculos digástricos (A) são visualizados como estruturas superficiais pareadas. O músculo miloióideo (*seta amarela*) é visualizado como um músculo superficial semelhante ao diafragma formando o assoalho da boca. Profunda a isso, a língua é visualizada como uma coleção de vários ventres de músculo da linha média (C) com as glândulas sublinguais ecogênicas (B) uma de cada lado. A imagem é clássica e tipicamente simétrica.

A. Incorreta. O músculo miloióideo é indicado pela *seta amarela*. As glândulas submandibulares não são investigadas. O ventre anterior do músculo digástrico é indicado por (A).

B. Incorreta. O músculo miloióideo é indicado pela *seta amarela*. As glândulas submandibulares não são investigadas. A língua é indicada por (C).

D. Incorreta. O ventre anterior do músculo digástrico é indicado por (A). As glândulas submandibulares não são investigadas. A língua é indicada por (C).

Pergunta 8.4: A imagem sonográfica a seguir representa uma projeção longitudinal da linha média do pescoço. Qual estrutura é rotulada como A e B?

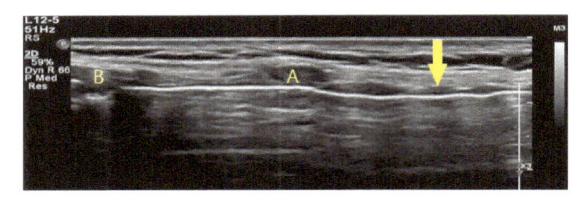

A. Cartilagem da tireoide e do istmo da tireoide.
B. Istmo da tireoide e a cartilagem cricoide.
C. Cartilagem da tireoide e a cartilagem cricoide.
D. Cartilagem cricoide e um anel da traqueia.

Resposta:

C. Correta. Esta imagem sonográfica é obtida prontamente colocando-se o transdutor na linha média do pescoço, no plano longitudinal. É necessário usar gel copioso de ultrassom para manter o contato com a pele. Anéis cartilaginosos repetitivos da traqueia (*seta amarela*) são observados como estruturas hipoecoicas ao longo da extensão da traqueia. A longa linha ecogênica delgada correndo ao longo da traqueia representa o ar altamente reflexivo que ocupa o lúmen da traqueia. A cartilagem cricoide é um anel cartilaginoso maior, com circunferência completa no aspecto craniano da traqueia. A cartilagem da tireoide é visualizada como uma estrutura hipoecoica maior no aspecto craniano da imagem. A membrana cricotireoide ocupa o espaço entre as cartilagens tireóidea e cricoide e serve como o sítio para uma cricotiroidotomia, um procedimento de resgate de uma via aérea.

A, B – Incorretas. O istmo da tireoide não é bem demonstrado, mas espera-se que seja hiperecoico, cobrindo as cartilagens da traqueia.

D. Incorreta. Os anéis da traqueia são ilustrados pela *seta amarela*.

8 Perguntas e Respostas

Consulte as imagens a seguir para as perguntas 8.5 a 8.7

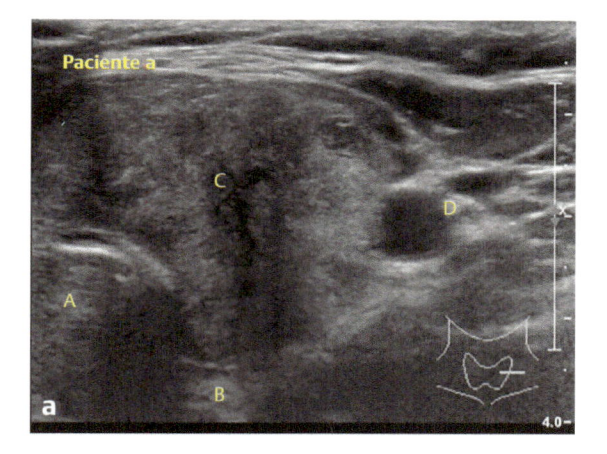

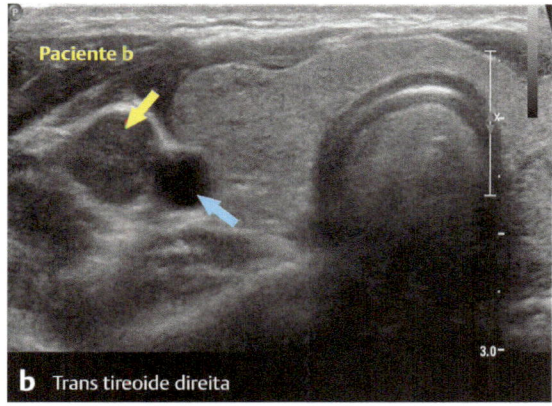

Pergunta 8.5: A paciente A é uma senhora de 57 anos que se queixa de alterações na voz. A ultrassonografia do pescoço revela alargamento do lobo esquerdo da glândula tireoide. Em qual ponto a compressão provavelmente responde pelos sintomas da paciente?

A. A.
B. B.
C. C.
D. D.

Pergunta 8.6: O paciente B demonstra lesão (*seta amarela*) que desloca a veia jugular interna (VJI) (comprimida) e a artéria carótida comum (*seta azul*). De qual estrutura essa lesão provavelmente se origina?

A. Nervo espinal acessório.
B. Nervo laríngeo recorrente.
C. Nervo vago.
D. Nervo hipoglosso.

Pergunta 8.7: Qual patologia subjacente é a que melhor responde pelo achado no paciente B?

A. Síndrome de Sturge-Weber.
B. Câncer folicular da tireoide.
C. Neurofibromatose.
D. Sarcoidose.

Resposta 8.5:

B. Correta. O nervo laríngeo recorrente (ramo do nervo vago) corre no espaço entre a traqueia e o aspecto medial dos lobos da tireoide e fornece suprimento motor para as cordas vocais. O alargamento da tireoide pode resultar em compressão do nervo laríngeo recorrente, levando à rouquidão.

A. Incorreta. (A) representa a traqueia.

C. Incorreta. (C) representa a substância do lobo esquerdo dilatado da tireoide.

D. Incorreta. (D) representa a bainha da carótida contendo a veia jugular interna, a artéria carótida comum e o nervo vago.

Resposta 8.6:

C. Correta. O nervo vago corre dentro da bainha da carótida, junto com a VJI e a artéria carótida comum.

A. Incorreta. Essa não é a localização anatômica do nervo espinal acessório.

B. Incorreta. Essa não é a localização anatômica do nervo laríngeo recorrente.

D. Incorreta. Essa não é a localização anatômica do nervo hipoglosso.

Resposta 8.7:

C. Correta. O paciente B é portador de neurofibromatose tipo 2 com múltiplos tumores na bainha do nervo, incluindo esse deste caso. A localização da lesão prognostica sua origem neural.

A. Incorreta. A síndrome de Sturge-Weber caracteriza-se por manchas de coloração de vinho-do-Porto envolvendo a face e angiomas da *pia mater*. Existe associação com paragangliomas que tecnicamente inclui tumores do glomo vagal. Entretanto, esses tumores geralmente ocorrem na bifurcação da carótida comum, deslocando as artérias carótidas interna e externa. Essa ligação bastante tênue não é, portanto, a opção correta.

B. Incorreta. O câncer folicular da tireoide geralmente forma metástases via a rota hematogênica. Portanto, a linfadenopatia regional não é a melhor escolha. Por outro lado, o câncer papilar da tireoide forma, com frequência, metástases via os linfáticos.

D. Incorreta. Sarcoidose é uma doença sistêmica caracterizada por granulomas sem caseificação. Tipicamente, a doença nodal envolve as regiões bilaterais hilar e paratraqueal. Embora a linfadenopatia cervical seja possível, essa não é o sítio típico.

Pescoço

Consulte as imagens a seguir para as perguntas 8.8 a 8.10.

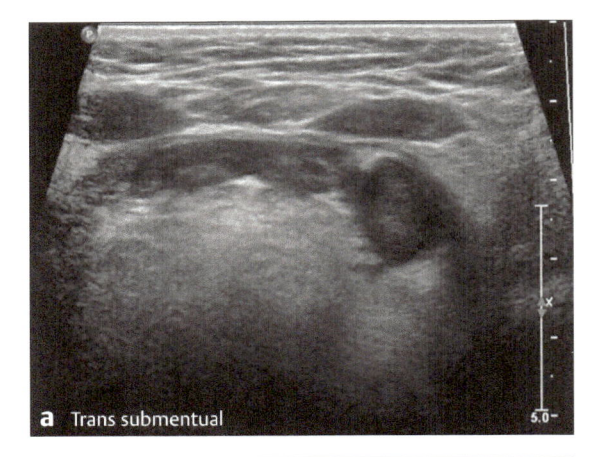

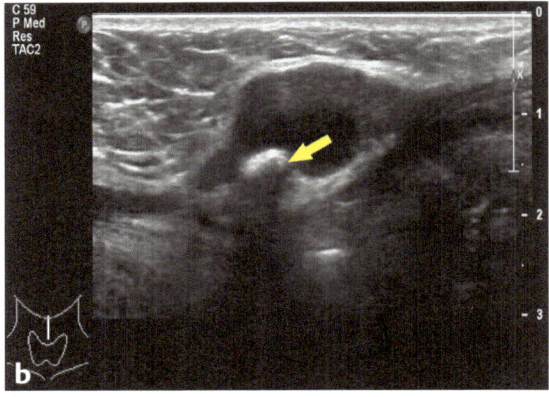

Pergunta 8.8: Esta projeção submentual transversa obtida do paciente A demonstra assimetria. Qual é o diagnóstico provável?

A. Cisto do ducto tireoglosso.
B. Tireoide lingual.
C. Doença metastática.
D. Cisto da segunda fenda branquial.

Pergunta 8.9: Esta projeção longitudinal de linha média do pescoço, no nível do osso hioide (*seta amarela*) foi obtida no paciente B. Esse paciente era suspeito de ter recorrência de câncer da tireoide, com base em uma varredura com radioiodo. O que explica esse achado?

A. Linfangioma.
B. Cisto do ducto tireoglosso.
C. Câncer recorrente da tireoide.
D. Rânula.

Pergunta 8.10: Qual manobra pode ajudar no diagnóstico no paciente B?

A. Postura ereta e supina.
B. Posicionamento em decúbito lateral.
C. Protrusão da língua.
D. Valsalva.

Resposta 8.8:

C. Correta. A paciente A tem carcinoma de células escamosas comprovado por biópsia, na base da língua. A lesão com o aspecto esquerdo do assoalho da boca representa um depósito metastático.

A. Incorreta. Um cisto de ducto tiroglosso é uma cavidade cheia de fluido que ocorre ao longo da via de descida embriológica da tireoide. Ele se localiza, tipicamente, na linha média e pode conter tecido ectópico da tireoide. Essa lesão geralmente se eleva no quadro de protrusão da língua.

B. Incorreta. A tireoide lingual ocorre geralmente quando a descida normal da glândula tireoide a partir da base da língua para a região média do pescoço não acontece. Com frequência, a glândula tireoide ectópica fica totalmente localizada na base da língua, no interior da linha média, sem tecido de tireoide demonstrável na localização pré-traqueal usual. Esta imagem demonstra lesão hipoecoica pequena bem distante da linha média.

D. Incorreta. Um cisto de segunda fenda branquial é uma anomalia de desenvolvimento que resulta na formação de uma lesão cística, que fica geralmente localizada anterior ao músculo esternocleidomastoide.

Resposta 8.9:

B. Correta. O paciente B demonstra a aparência e a localização clássicas de um cisto de ducto tiroglosso. Como já mencionado, esse cisto é uma cavidade cheia de fluido que ocorre ao longo da via de descida embriológica da tireoide. Ele fica tipicamente localizado na linha média e pode conter tecido de tireoide ectópica, que pode ser responsável pela atividade observada em estudos de medicina nuclear sensíveis ao tecido tireóideo.

A. Incorreta. O linfangioma é uma lesão benigna cheia de fluido que ocorre, tipicamente, ao redor da cabeça e do pescoço na população pediátrica. Essas lesões são conhecidas também como higromas císticos e tendem a conter septações.

C. Incorreta. O câncer recorrente de tireoide não se manifesta, tipicamente, como uma lesão puramente cística.

D. Incorreta. Rânula é um tipo de cisto de retenção que ocorre geralmente no espaço sublingual, fora da linha média, como resultado de uma infecção glandular sublingual ou trauma.

Resposta 8.10:

C. Correta. A anexação do cisto do ducto tiroglosso à base da língua resulta em elevação da lesão na protrusão da língua.

A, B, D – Incorretas. Essas manobras não ajudariam em nada.

Consulte a imagem a seguir para as perguntas 8.11 a 8.13.

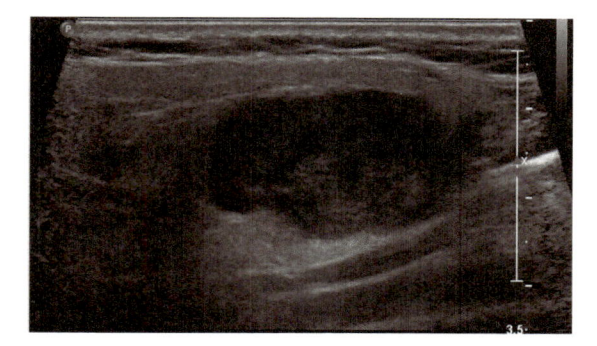

Pergunta 8.11: Esta imagem sonográfica da glândula parótida esquerda de um fumante crônico de 55 anos de idade demonstra uma anormalidade. Qual é o diagnóstico mais provável?

A. Adenoma pleomórfico.
B. Tumor de Warthin.
C. Cisto da parótida.
D. Hemangioma.

Pergunta 8.12: A lesão mencionada passou por biópsia. Qual das manifestações clínicas a seguir sugere lesão de um nervo?

A. Queda da face ipsilateral e paralisia da testa.
B. Queda da face contralateral e paralisia da testa.
C. Queda da face contralateral e função motora preservada da testa.
D. Queda da face ipsilateral e função motora preservada da testa.

Pergunta 8.13: Uma varredura com pertecnetato de Tc-99m foi realizada para outra indicação não relacionada. Observações incidentais foram feitas quanto à lesão da parótida. Qual das opções a seguir é verdadeira?

A. Lesão fria exclui benignidade.
B. Lesão quente é, mais frequentemente, maligna.
C. Uma lesão quente sugere tumor de Warthin.
D. Pertecnetato de Tc-99m é útil para diferenciar os tipos diferentes de malignidade da parótida.

Resposta 8.11:

B. Correta. Os tumores de Warthin são os segundos tumores benignos mais comuns da glândula parótida, atrás dos adenomas pleomórficos. Esses tumores têm crescimento lento e ocorrem tipicamente em homens de meia-idade com história de tabagismo. São hipoecoicos no ultrassom com espaços císticos ocasionais. O realce acústico posterior também pode estar presente. A aparência e a localização da lesão, junto com a história, fazem da opção B a escolha correta.

A. Incorreta. Dado o contexto clínico, a opção A está incorreta. Entretanto, adenomas pleomórfico podem compartilhar alguns aspectos sonográficos com o tumor de Warthin.

C. Incorreta. Cistos da parótida são raros. Quando presentes, são tipicamente bem-definidos e anecoicos.

D. Incorreta. Os hemangiomas da parótida ocorrem, tipicamente, na população pediátrica e podem conter flebólitos, geralmente visualizados como focos exogênicos pontilhados.

Resposta 8.12:

A. Correta. A lesão do nervo facial é incomum durante a aspiração da parótida com agulha fina (FNA, em inglês para *parotid fine needle aspiration*). Se surgir lesão ou compressão de nervo, digamos a partir de um grande hematoma intraparotídeo ou abscesso subsequente, isso pode-se manifestar como uma lesão do tipo de neurônio motor inferior, caracterizada pela queda da face ipsilateral e paralisia da testa ipsilateral. Rememorando, o nervo facial dá origem a cinco ramos terminais na glândula parótida, que nutrem os músculos de expressão facial. Os insultos que ocorrem próximos ao tronco cerebral resultam em queda facial contralateral e preservação de função motora da testa decorrentes de inervação cruzada/dupla da testa nesse nível.

B, C, D – Incorretas. Esses não são sinais de uma lesão de neurônio motor inferior.

Resposta 8.13:

C. Correta. As malignidades da parótida se manifestam como lesões frias nos estudos com pertecnetato de Tc-99m. Nesses estudos, os adenomas pleomórfico também são "frios", o que ajuda a diferenciá-los de um tumor de Warthin, que é tipicamente quente por causa da abundância de mitocôndrios nos oncócitos.

A, B, D – Incorretas. Essas opções são incorretas em virtude da razão mencionada anteriormente.

Pescoço

Consulte a imagem a seguir para as perguntas 8.14 a 8.16.

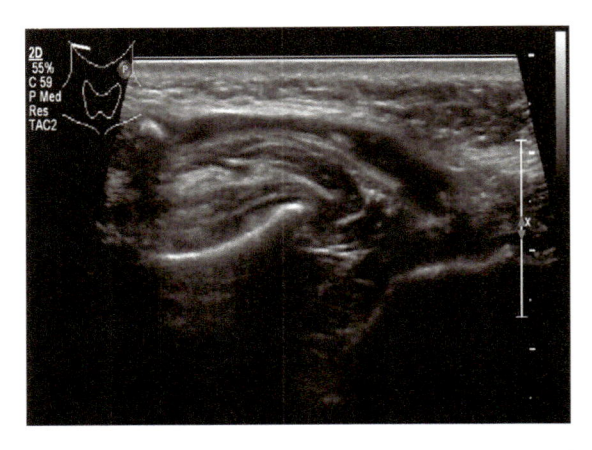

Pergunta 8.14: Qual doença esta imagem transversal da bochecha direita, obtida no nível da maxila superior demonstra?

A. Sialolitíase.
B. Tromboflebite.
C. Celulite.
D. Sialadenite.

Pergunta 8.15: Em qual sítio essa doença é encontrada com mais frequência?

A. Glândulas da parótida.
B. Glândulas sublinguais.
C. Glândulas submandibulares.
D. Glândulas salivares acessórias.

Pergunta 8.16: Qual é o termo para sialadenite causada por obstrução ductal de um plugue mucoso?

A. Doença de Kussmaul.
B. Tumor de Kuttner.
C. Doença de Kimura.
D. Doença de Mikulicz.

Resposta 8.14:

A. Correta. A imagem demonstra distensão do ducto principal da glândula parótida, também conhecido como ducto de Stensen. Com o ducto há vários cálculos, o maior dos quais se acomoda bem inferior ao fabricante do corpo no canto superior esquerdo da imagem. A sialolitíase é a segunda causa mais comum de sialadenite, precedida somente pela parotidite (caxumba).

B. Incorreta. A estrutura tubular investigada por imagens é o ducto principal da parótida, não uma veia.

C. Incorreta. Não há aspectos investigados por imagens para dar suporte a esse diagnóstico.

D. Incorreta. A verdadeira glândula da parótida não está investigada por imagens. Portanto, o diagnóstico de sialadenite não pode ser feito com base nessa imagem.

Resposta 8.15:

C. Correta. A sialolitíase é muito comum na glândula submandibular e pode causar dilatação difusa ou focalizada da glândula. Saliva espessa e alcalina com curso ascendente do ducto de Wharton (principal ducto da glândula submandibular) pode ser responsável por essa observação.

A, B, D – Incorretas. A sialolitíase afeta, com mais frequência, a glândula submandibular.

Resposta 8.16:

A. Correta. A doença de Kussmaul (sialodoquite fibrinosa) é descrita como um episódio agudo de sialadenite secundária à obstrução do ducto principal.

B. Incorreta. Um "tumor de Kuttner" descreve uma glândula submandibular palpável, firme, semelhante a uma massa, devido à inflamação crônica.

C. Incorreta. A doença de Kimura é uma inflamação crônica dos linfonodos cervicais e das glândulas salivares. Ela se caracteriza por eosinofilia e IgE sérica acentuadamente elevada e atinge, tipicamente, os homens asiáticos.

D. Incorreta. A síndrome de Mikulicz é uma variante da síndrome de Sjogren, caracterizada por inflamação de duas ou mais glândulas salivares e lacrimais. A xerostomia também está presente.

8 Perguntas e Respostas

Pergunta 8.17: Com qual patógeno as lesões císticas da glândula da parótida mostradas a seguir no paciente A são mais usualmente encontradas?

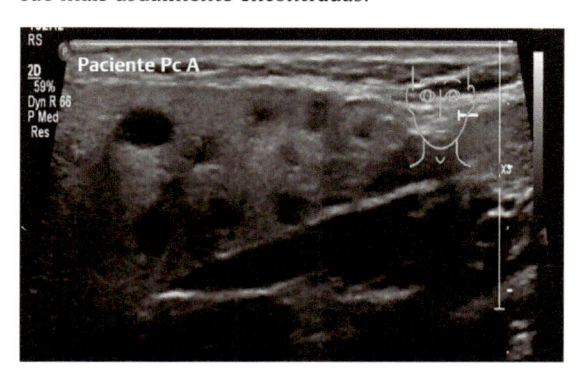

A. Citomegalovírus.
B. Vírus da imunodeficiência humana (HIV).
C. Vírus da hepatite B.
D. *Mycobacterium tuberculosis.*

Resposta:

B. Correta. O paciente A demonstra múltiplas lesões císticas em toda a glândula parótida. Esses achados são típicos de lesões linfoepiteliais benignas, um achado frequente em pacientes com infecção por HIV. As glândulas parótidas são mais frequentemente afetadas e existe uma associação com a dilatação de linfonodos cervicais.

A. Incorreta. O citomegalovírus não está associado a cistos da parótida.

C. Incorreta. O vírus da hepatite B não está associado a cistos da parótida.

D. Incorreta. O *Mycobacterium tuberculosis* não está associado a cistos da parótida.

Pergunta 8.18: A paciente B é uma mulher de 31 anos. A imagem sonográfica de uma das glândulas da parótida dela é apresentada. Qual das opções a seguir é a correta?

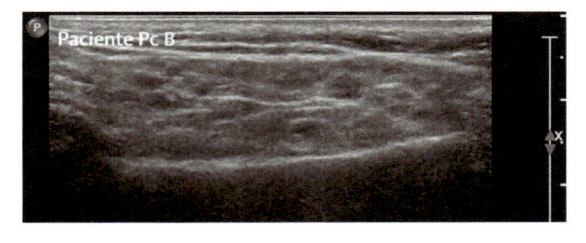

A. Os achados são coerentes com a doença de Sjogren.
B. Os achados estão dentro dos limites normais.
C. Essa imagem deverá demandar uma pesquisa completa por linfonodos intraparotídeos, uma vez que linfonodos na glândula da parótida geralmente são anormais.
D. Nenhuma das opções anteriores.

Resposta:

A. Correta. Essa imagem foi obtida de uma paciente adulta com a doença de Sjogren. A aparência sonográfica típica inclui múltiplos focos hipoecoicos por toda a glândula correlacionados com agregados de linfócitos.

B. Incorreta. A glândula parótida normal demonstra, tipicamente, ecotextura lisa e homogeneamente ecogênica.

C. Incorreta. Embora haja risco aumentado de desenvolvimento de linfoma não de Hodgkins em pacientes com doença de Sjogren, os linfonodos intraparotídeos são achados normais. A encapsulação embriológica tardia resulta em linfonodos normais sendo incorporados na parótida.

D. Incorreta.

Pescoço

Pergunta 8.19: Nesta imagem sonográfica, qual estrutura é representada pela *seta amarela*?

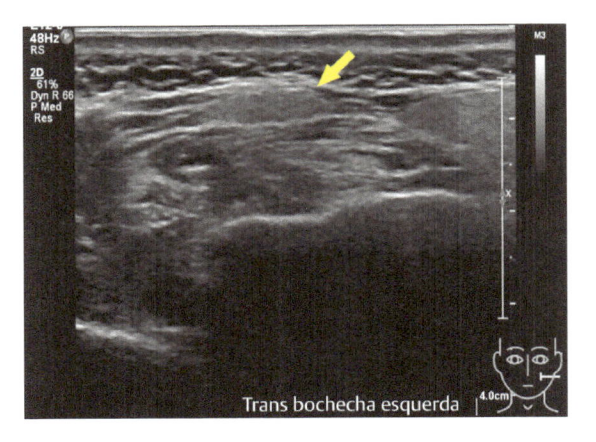

A. Um linfonodo anormal.
B. Uma variante normal.
C. Um linfonodo normal.
D. Nenhuma das opções anteriores.

Resposta:

B. Correta. A *seta* indica uma glândula parótida acessória, uma variante normal. Tipicamente, a glândula acessória está localizada anterior à glândula parótida principal e deriva seu suprimento sanguíneo separado a partir da artéria facial transversa. Esse suprimento drena via um ducto separado para o ducto da parótida principal. Qualquer doença afetando as glândulas parótidas também pode afetar a parótida acessória.

A. Incorreta. Esta glândula parótida acessória demonstra aparência suave e ecogênica em termos de homogeneidade, idêntica à da glândula parótida principal. Essa seria uma aparência rara de um linfonodo, normal ou anormal.

C. Incorreta. Um linfonodo normal é tipicamente reniforme e demonstra hilo ecogênico. Esses achados não estão presentes.

D. Incorreta.

Pergunta 8.20: Com base nas imagens a seguir, o que provavelmente é responsável pela aparência anormal das glândulas submandibulares deste paciente de 35 anos?

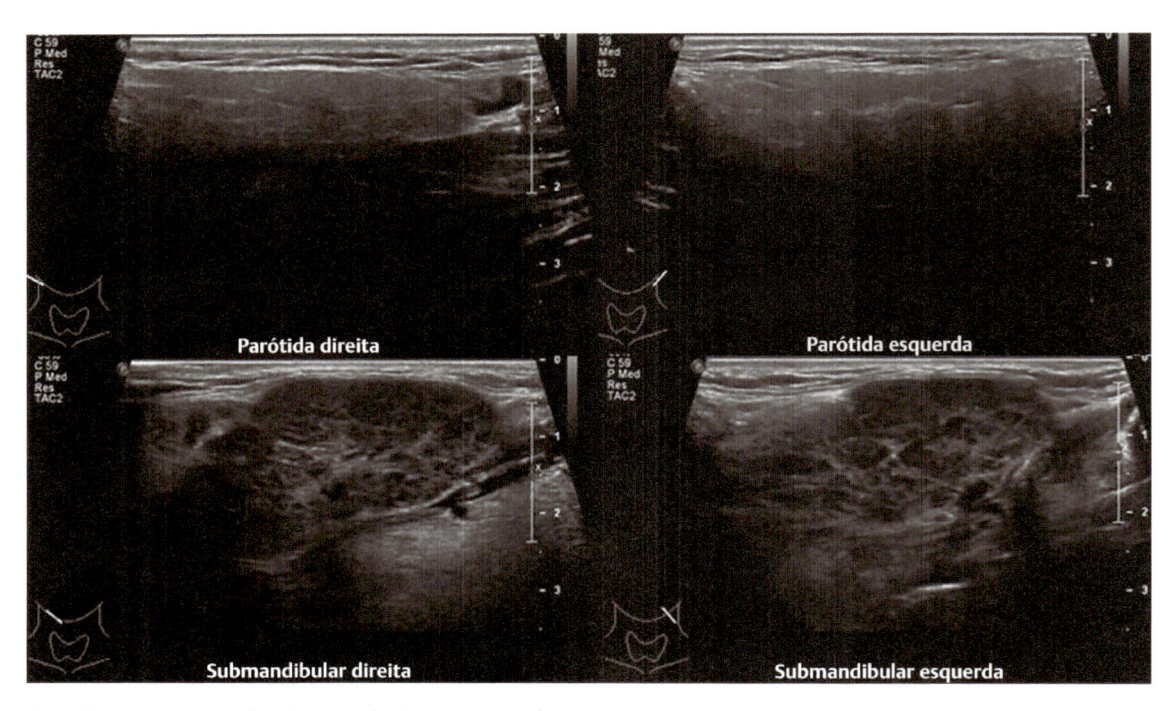

A. Alterações de radioiodo terapêutico 5 anos após o tratamento.
B. Doença de Sjogren.
C. Infecção por parvovírus.
D. Sarcoidose.

Resposta:

D. Correta. As imagens demonstram glândulas parótidas normais, com glândulas submandibulares dilatadas e heterogeneamente hipoecoicas. A sarcoidose pode envolver tanto a glândula parótida quanto a submandibular. Entretanto, o envolvimento isolado da glândula submandibular é mais frequente que o da parótida.

A. Incorreta. As glândulas submandibulares são frequentemente afetadas por alterações induzidas por radioterapia posteriormente ao tratamento de malignidade da tireoide. Entretanto, depois de alguns anos, as glândulas se mostram, em geral, relativamente atróficas e pequenas, em oposição às dilatadas, como observado neste caso.

B. Incorreta. A síndrome de Sjogren é um transtorno autoimune crônico que afeta as glândulas lacrimal e salivar. Em geral, os pacientes demonstram olhos secos, boca seca e inchaço bilateral das parótidas. No ultrassom, as glândulas parótidas se mostram dilatadas, com ecogenicidade variável, hiperecoicas nos estágios iniciais e mais tarde hipoecoicas/multicísticas no curso da doença.

C. Incorreta. A infecção por parvovírus (cachumba) afeta geralmente a glândula parótida.

Consulte a imagem a seguir para as perguntas 8.21 e 8.22.

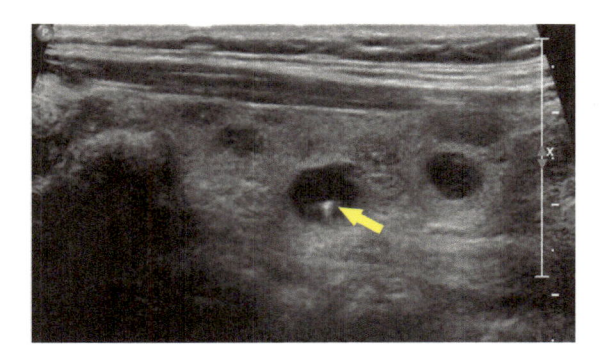

Pergunta 8.21: Esta projeção sonográfica longitudinal do lobo esquerdo da tireoide demonstra uma lesão redonda da glândula. Qual opção é coerente com o tratamento apropriado?

A. FNA (Aspiração com agulha fina).
B. Ultrassonografia completa do pescoço para excluir malignidade primária.
C. Antimicrobianos.
D. Nenhuma ação exigida.

Pergunta 8.22: Que tipo de artefato é demonstrado pela *seta amarela* na imagem?

A. Reverberação.
B. Imagem espelhada.
C. Sombreamento.
D. Lobo lateral.

Resposta 8.21:

D. Correta. A imagem demonstra uma lesão bem definida, quase puramente cística, com foco ecogênico contido demonstrando uma "cauda de cometa". Essa é a aparência clássica de um cisto coloide, uma entidade benigna sem necessidade de tratamento complementar.

A. Incorreta. Cistos coloides são benignos e não demandam FNA.

B. Incorreta. Cistos coloides são benignos. Eles não estão associados a malignidades.

C. Incorreta. Os antimicrobianos não seriam apropriados, pois não há infecção subjacente.

Resposta 8.22:

A. Correta. A *seta* indica um foco ecogênico com uma "cauda de cometa" associada, geralmente referida como artefato em cauda de cometa. Esse é um tipo de artefato de reverberação causado pelo som "voltando" para trás e para a frente entre duas superfícies refletivas intimamente espaçadas. O artefato de reverberação pura resulta em uma exibição repetitiva de linhas ecogênicas igualmente espaçadas. Entretanto, para o artefato em cauda de cometa, as linhas ecogênicas são tão próximas que são percebidas como uma só entidade. Os ecos tardios (e, portanto, mais profundos) são mais atenuados e, por isso, exibidos com larguras diminuídas, levando à aparência afunilada ou triangular.

B. Incorreta. O artefato de imagem espalhada é também decorrente de múltiplas reflexões da sonda de ultrassom primário, geralmente de uma superfície altamente reflexiva profunda à estrutura duplicada. A imagem espelhada é mostrada a uma distância igual no lado oposto do refletor.

C. Incorreta. O sombreamento ocorre quando a transmissão do som através de uma estrutura é insuficiente em relação às estruturas adjacentes, resultando em uma faixa escura ou "sombra" profunda à estrutura investigada por imagens.

D. Incorreta. Os lobos laterais são feixes de ultrassom fracos, fora do eixo. Se eles encontrarem um refletor muito forte, que é lateral à linha principal da varredura, o refletor poderá ser erroneamente colocado dentro dessa linha. Esse artefato é mais óbvio quando uma estrutura anecoica ocupa a linha principal da varredura, como uma bexiga urinária cheia.

Pescoço

Consulte a imagem a seguir para as perguntas 8.23 a 8.25.

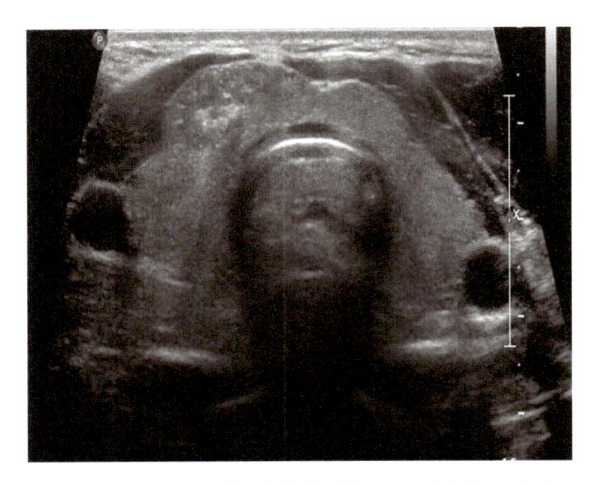

Pergunta 8.23: Qual entidade única essa lesão mal definida no interior do lobo direito da tireoide provavelmente contém?

A. Coilócitos.
B. Células C parafoliculares.
C. Células de Hurthle.
D. Corpos de psamoma.

Pergunta 8.24: Em geral, qual aspecto sonográfico é sentido como prognosticador de malignidade em nódulos da tireoide?

A. Mais amplo do que alto.
B. Muito hiperecoico.
C. Margens mal definidas.
D. Composição sólida.

Pergunta 8.25: A lesão na imagem foi submetida à biópsia. Qual amostra é considerada adequada?

A. Amostra com pouco ou nenhum sangue e quatro grupos foliculares.
B. Pelo menos seis grupos foliculares.
C. Pelo menos cinco grupos foliculares e a ausência de gel de ultrassom na amostra.
D. Coloide escasso e pelo menos quatro grupos foliculares.

Resposta 8.23:

D. Correta. Corpos de psamoma são áreas minúsculas de calcificação lamelada. Essas áreas são encontradas com frequência em carcinoma papilar da tireoide e se manifestam como múltiplos focos ecogênicos minúsculos.

A. Incorreta. Coilócitos estão associados à infecção humana por papilomavírus.

B. Incorreta. As células C parafoliculares são o sítio de origem do câncer de tireoide medular.

C. Incorreta. As células de Hurthle estão tipicamente associadas à tireoidite de Hashimoto ou uma variante de carcinoma folicular de tireoide.

Resposta 8.24:

D. Correta. A classificação do sistema de informação e dados de investigação por imagens da tireoide (TIRADS), relativamente novo, classifica nódulos da tireoide quanto à composição, margem, ecogenicidade, formato e focos ecogênicos. Os pontos alocados para cada categoria são somados e quanto mais alto o escore, maior a probabilidade de malignidade. Um nódulo sólido ou predominantemente sólido classifica 2 pontos, o mais alto para a "categoria de composição".

A. Incorreta. Um nódulo mais alto que amplo é mais suspeito que vice-versa e classifica o máximo (3 pontos) para a categoria "formato".

B. Incorreta. Um nódulo muito hipoecoico classifica o máximo de 3 pontos para a categoria "ecogenicidade".

C. Incorreta. Embora um pouco contraintuitivo, um nódulo com margens mal definidas realmente classifica zero para a categoria "margem". A margem lobulada ou irregular classifica 2 pontos, enquanto a extensão extratireóidea classifica 3.

Resposta 8.25:

B. Correta. Uma amostra para FNA de nódulo da tireoide é considerada adequada se houver seis grupos bem preservados de células foliculares, cada um contendo pelo menos 10 células.

A, C, D – Incorretas. Essas não são consideradas adequadas.

8 Perguntas e Respostas

Consulte as imagens a seguir para as perguntas 8.26 a 8.28.

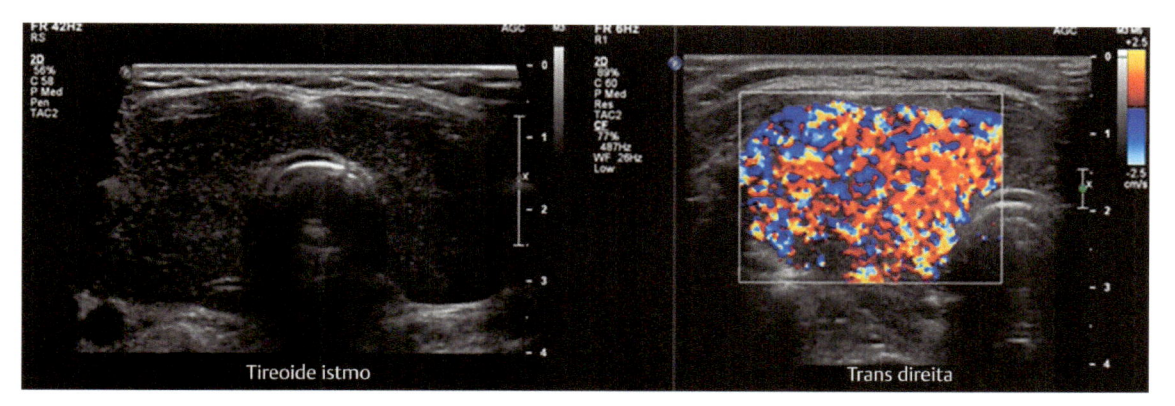

Tireoide istmo — *Trans direita*

Pergunta 8.26: Imagens sonográficas da glândula tireoide são mostradas acima. Qual é o diagnóstico mais provável?

A. Doença de Graves.
B. Tiroidite de Hashimoto.
C. Linfoma.
D. Abscesso da tireoide.

Pergunta 8.27: Qual outra anormalidade provavelmente está presente?

A. Anticorpos antitiroglobulinas.
B. T3 e T4 elevados.
C. Dor no pescoço e história anterior de infecção viral.
D. Doença esclerosante relacionada com IgG4.

Pergunta 8.28: Qual das opções a seguir é empregada no diagnóstico dessa doença?

A. ^{123}I-NaI.
B. ^{123}I-meta-iodobenzilguanidina (^{123}I-MIBG).
C. ^{123}I-DaTscan.
D. Nenhuma das opções anteriores.

Resposta 8.26:

A. Correta. A doença de Graves é um quadro autoimune que afeta a glândula tireoide causada por anticorpos que visam os receptores do hormônio de estimulação da tireoide (TSH). No ultrassom, a glândula se mostra inchada e difusamente hipoecoica. O Doppler colorido demonstra vascularidade acentuadamente aumentada, descrita como "inferno da tireoide". Esses aspectos são demonstrados nas imagens fornecidas.

B. Incorreta. A tireoidite de Hashimoto é tipicamente caracterizada por uma glândula hipoecoica dilatada, com ecotextura heterogênea e faixas fibróticas brilhantes. No Doppler colorido a vascularidade varia e, embora o inferno da tireoide raramente ocorra, ele está mais provavelmente associado à doença de Graves.

C. Incorreta. O linfoma da tireoide apresenta-se, tipicamente, como uma glândula heterogeneamente dilatada, sem parênquima interveniente normal. A extensão extracapsular também pode estar presente. O tipo mais comum de linfoma de tireoide é o linfoma de tecido linfoide associado à mucosa, seguido por um linfoma difuso de grandes células-B. Os pacientes podem se apresentar com sintomas obstrutivos por causa da compressão das vias aéreas.

D. Incorreta. O abscesso da tireoide é uma complicação rara da tireoidite ou de outro processo inflamatório do pescoço. Como os abscessos em qualquer outra parte do corpo, ele se caracteriza por uma coleção hipoecoica de fluido com hiperemia periférica.

Resposta 8.27:

B. Correta. A tireoidite de Graves é um transtorno autoimune caracterizado por tireotoxicose com aumento observado em ambos os níveis T3 e T4. Os níveis de TSH estão suprimidos.

A. Incorreta. Os anticorpos antitiroglobulina são tipicamente encontrados na tireoidite de Hashimoto.

C. Incorreta. Dor no pescoço e história anterior de uma infecção viral estão associadas à tireoidite de De Quervain.

D. Incorreta. A doença esclerosante relacionada com IgG4 inclui a pancreatite associada à tireoidite de Riedel. Exemplos dessa doença esclerosante relacionada com IgG4 incluem: pancreatite autoimune e mesenterite esclerosante.

Resposta 8.28:

A. Correta. A varredura e a captação de ^{123}I-NaI são exames padronizados para avaliar pacientes portadores da doença de Graves. O ^{123}I-NaI tem meia-vida de 13,22 horas e emite radiação gama com um pico de energia de 159-keV, que é viável para a investigação médica por imagens. Ele também permite medidas de captação, usadas para a determinação subsequente da dosagem terapêutica.

Pescoço

B. Incorreta. O ^{123}I-MIBG é um análogo da norepinefrina usado para avaliação e estadiamento de pacientes com neuroblastoma e feocromocitoma, mas não a doença de Graves, embora rotulado como ^{123}I.

C. Incorreta. A varredura com ^{123}I-DaTscan é um análogo da cocaína com alta afinidade com o transportador de dopamina (DaT) localizado nas terminações do nervo pré-sináptico no estriado. Ele é usado clinicamente para diferenciar tremor essencial de síndromes de Parkinson, e um dos radiofarmacêuticos também rotulados de ^{123}I que não é usado para avaliação da doença de Graves.

D. Incorreta. O ^{123}I-NaI é útil no exame minucioso de pacientes com doença de Graves.

Consulte a imagem a seguir para as perguntas 8.29 e 8.30.

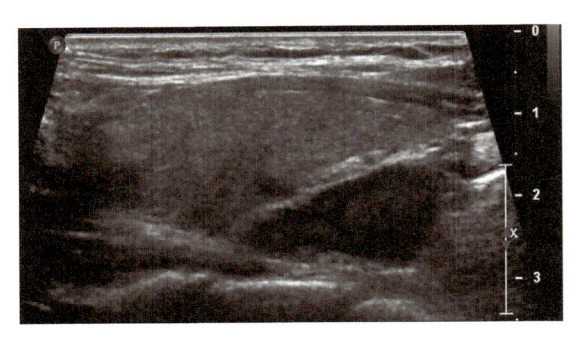

Pergunta 8.29: Projeção sagital do lobo direito da glândula tireoide em paciente com plenitude do pescoço. Quais sintomas clínicos complementares podem estar presentes?

A. Disfagia.
B. Intolerância ao calor.
C. Rigores e mal-estar.
D. Constipação.

Pergunta 8.30: Qual recomendação deverá ser feita ao médico do encaminhamento como o próximo passo lógico no tratamento do paciente?

A. Tomografia com emissão de pósitrons/tomografia computadorizada (PET/CT) da cabeça até o meio da coxa para avaliar malignidade primária.
B. FNA.
C. Análise bioquímica do soro.
D. Curso de antimicrobianos.

Resposta 8.29:

D. Correta. A imagem de ultrassonografia demonstra uma estrutura hipoecoica bem definida ao longo da superfície posterior da glândula tireoide. Essa é a aparência clássica de um adenoma da paratireoide. O hiperparatireoidismo consequente leva à hipercalcemia e aos clássicos sinais de "cálculos, ossos doloridos, gemidos psíquicos e gemidos intestinais" (constipação induzida por hipercalcemia).

A. Incorreta. A disfagia pode estar associada à dilatação da tireoide com papeira.

B. Incorreta. A intolerância ao calor está associada ao hipertiroidismo.

C. Incorreta. Rigores e mal-estar sugerem infecção subjacente.

Resposta 8.30:

C. Correta. Os níveis de hormônio da paratireoide e o cálcio sérico podem estar aumentados.

A. Incorreta. PET/CT seria inapropriado pois não há malignidade subjacente.

B. Incorreta. A FNA de um adenoma da paratireoide pode ser útil para determinar a presença de paratormônio (PTH) no aspirado. Entretanto, a FNA da paratireoide pode levar a um quadro de fibrose extensa, por isso tornando a excisão cirúrgica desafiadora. Além disso, a fibrose associada pode ser confundida com malignidade na histologia. Consequentemente, a FNA de adenomas da paratireoide geralmente é evitada em alguns centros.

D. Incorreta. Um curso de antimicrobianos não seria apropriado.

Consulte a imagem a seguir para as perguntas 8.31 e 8.32.

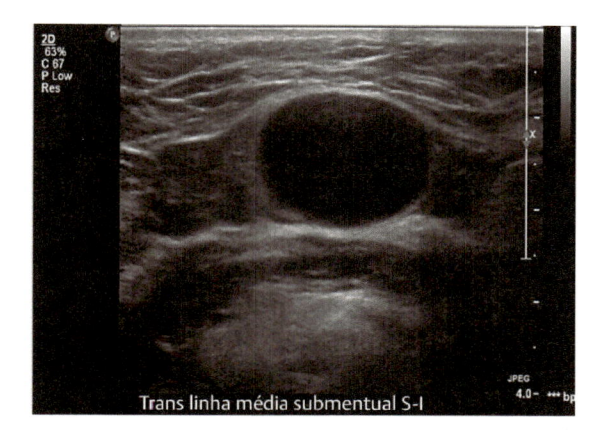

Trans linha média submentual S-I

Pergunta 8.31: Você está revisando esta imagem de uma projeção transversa da linha média da região submentual com o técnico de ultrassom. O paciente está na sala de varredura. Qual deverá ser o próximo passo na investigação por imagens?

A. FNA após contato com o serviço de referência.
B. A investigação por imagens/o exame minucioso adicionais não são mais necessários, pois o achado é claramente benigno.
C. Uma TC do pescoço com realce por contraste é altamente recomendada enquanto o paciente ainda está no departamento de radiologia.
D. Nenhuma das opções anteriores.

Pergunta 8.32: Em qual nível do pescoço a lesão está?

A. Nível 1.
B. Nível 2.
C. Nível 3.
D. Nível 4.

Resposta 8.31:

D. Correta. Este nódulo submentual é redondo e muito hipoecoico. Embora possa parecer cística, a lesão realmente demonstrou fluxo vascular interno na investigação por imagens com Doppler colorido. Portanto, o próximo passo será a avaliação complementar com Doppler colorido.

A. Incorreta. Após a avaliação com Doppler, a FNA seria apropriada.

B. Incorreta. A lesão finalmente passou por biópsia e foi confirmada como sendo um linfoma.

C. Incorreta. A TC do pescoço pode ser apropriada mais tarde ou no exame clínico minucioso.

Resposta 8.32:

A. Correta. Os cirurgiões de cabeça e pescoço, assim como os patologistas, usam um sistema de classificação numérica simplificado para identificar, por reprodução, as localizações de linfonodos cervicais. Linfonodos de nível 1 estão localizados embaixo do queixo, nas regiões submentual ou submandibular. Com frequência, um linfonodo está localizado entre os ventres anteriores dos músculos digástricos, como é o caso deste paciente com linfoma.

B. Incorreta. Um linfonodo de nível 2 está situado na jugular interna/cadeia cervical profunda, desde o nível da base do crânio até a borda inferior do osso hioide.

C. Incorreta. Um linfonodo de nível 3 está localizado na jugular interna/cadeia cervical profunda, desde o nível do osso hioide até a cricoide.

D. Incorreta. Um linfonodo de nível 4 está situado na jugular interna/cadeia cervical profunda desde o nível da cricoide até a fossa supraclavicular.

Leituras Complementares

Ahuja A, Evans R, eds. Practical Head and Neck Ultrasound. Cambridge: Cambridge University Press; 2000

Ahuja AT. Diagnostic Imaging Ultrasound. Salt Lake City: Amirysis; 2007

Anderson L, Middleton WD, Teefey SA, et al. Hashimoto thyroiditis: part 1, sonographic analysis of the nodular form of Hashimoto thyroiditis. AJR Am J Roentgenol 2010;195(1):208–215

Bialek EJ, Jakubowski W, Zajkowski P, Szopinski KT, Osmolski A. US of the major salivary glands: anatomy and spatial relationships, pathologic conditions, and pitfalls. Radiographics 2006;26(3):745–763

Bravo E, Grayev A. Thyroid abscess as a complication of bacterial throat infection. J Radiol Case Rep 2011;5(3):1–7

Chong V. Cervical lymphadenopathy: what radiologists need to know. Cancer Imaging 2004;4(2):116–120

Dähnert W. Radiology Review Manual. Philadelphia, PA: Wolters Kluwer; 2011

Feldman MK, Katyal S, Blackwood MS. US artifacts. Radiographics 2009;29(4):1179–1189

Goellner JR, Gharib H, Grant CS, Johnson DA. Fine needle aspiration cytology of the thyroid, 1980 to 1986. Acta Cytol 1987;31(5):587–590

Grant EG, Tessler FN, Hoang JK, et al. Thyroid Ultrasound Reporting Lexicon: White Paper of the ACR Thyroid Imaging, Reporting and Data System (TIRADS) Committee. J Am Coll Radiol 2015;12(12Pt A):1272–1279

Martinoli C, Pretolesi F, Del Bono V, Derchi LE, Mecca D, Chiaramondia M. Benign lymphoepithelial parotid lesions in HIV-positive patients: spectrum of findings at gray-scale and Doppler sonography. AJR Am J Roentgenol 1995;165(4):975–979

Nachiappan AC, Metwalli ZA, Hailey BS, Patel RA, Ostrowski ML, Wynne DM. The thyroid: review of imaging features and biopsy techniques with radiologic-pathologic correlation. Radiographics 2014;34(2):276–293

Netter FH. Atlas of Human Anatomy. Philadelphia, PA: Saunders/Elsevier; 2011

Norman J, Politz D, Browarsky I. Diagnostic aspiration of parathyroid adenomas causes severe fibrosis complicating surgery and final histologic diagnosis. Thyroid 2007;17(12):1251–1255

Oh J-R, Ahn B-C. False-positive uptake on radioiodine whole-body scintigraphy: physiologic and pathologic variants unrelated to thyroid cancer. Am J Nucl Med Mol Imaging 2012;2(3):362–385

Ramachar SM, Huliyappa HA. Accessory parotid gland tumors. Ann Maxillofac Surg 2012;2(1):90–93

Rastogi R, Bhargava S, Mallarajapatna GJ, Singh SK. Pictorial essay: salivary gland imaging. Indian J Radiol Imaging 2012;22(4):325–333

Yamamoto M, Harada S, Ohara M, et al. Clinical and pathological differences between Mikulicz's disease and Sjögren's syndrome. Rheumatology (Oxford) 2005;44(2):227–234

Yousem DM, Kraut MA, Chalian AA. Major salivary gland imaging. Radiology 2000;216(1):19–29

Zander DA, Smoker WR. Imaging of ectopic thyroid tissue and thyroglossal duct cysts. Radiographics 2014;34(1):37–50

Capítulo 9 Escroto

Barbara Pawley ■ *Adrian Dawkins*

9 Perguntas e Respostas

Pergunta 9.1: Na projeção transversa do testículo, o que a *seta amarela* indica?

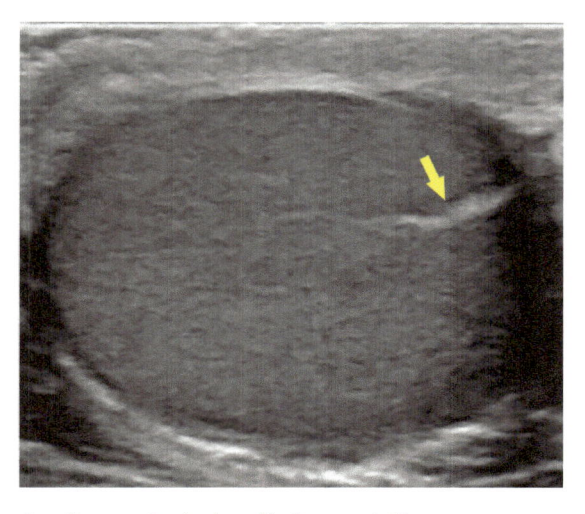

A. Convergência dos túbulos seminíferos.
B. Artefato de reverberação.
C. Cicatrização focalizada de infecção anterior.
D. Túnica vaginal.

Resposta:

A. Correta. A *seta amarela* indica o testículo do mediastino, representando o ponto no qual convergem os túbulos seminíferos.

B. Incorreta. O artefato de reverberação é visto como uma série de linhas paralelas igualmente espaçadas devido às múltiplas reflexões de som entre duas estruturas intimamente espaçadas.

C. Incorreta. O testículo do mediastino é uma estrutura anatômica normal e não o resultado de cicatrização.

D. Incorreta. A túnica vaginal não está envolvida no parênquima do testículo.

Pergunta 9.2: Qual das afirmações a seguir está correta? A túnica vaginal é _____

A. uma camada única.
B. profunda à túnica albugínea.
C. um saco revestido de mesotélio.
D. Nenhuma das opções anteriores.

Resposta:

C. Correta. A túnica vaginal é um saco revestido de mesotélio. Consequentemente, lesões de origem mesotelial podem acontecer, manifestando-se como massas extratesticulares. Tais lesões incluem um tumor adenomatoide e um mesotelioma.

A. Incorreta. A túnica vaginal forma duas camadas, a parietal e a visceral, que se espalham no caso de uma hidrocele.

B. Incorreta. As camadas da túnica vaginal são superficiais à túnica albugínea, que é uma camada fibrosa que envolve intimamente o testículo.

D. Incorreta.

Escroto

Pergunta 9.3: Este paciente foi avaliado por possível hérnia inguinal. A *ponta de seta amarela* indica o epidídimo direito. O epidídimo esquerdo demonstrou aparência similar. Qual é a explicação mais provável?

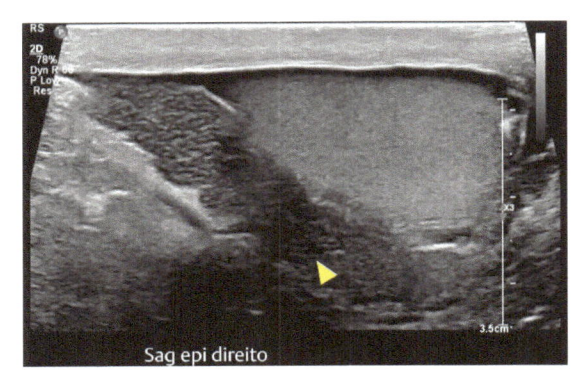

Sag epi direito

A. Epididimite.
B. Torção.
C. Massa renal direita.
D. Vasectomia.

Resposta:

D. Correta. O epidídimo está dilatado e demonstra aparência salpicada. Isso foi descrito como ectasia tubular do epidídimo e é um achado frequente em pacientes submetidos à vasectomia.

A. Incorreta. Não há evidência de suporte a sugerir inflamação aguda do testículo e/ou epididimite, pois não há demonstração de hipervascularidade.

B. Incorreta. Não há evidência de suporte a sugerir torção testicular.

C. Incorreta. Massa renal direita, com invasão venosa, pode levar à varicocele direita por causa da obstrução da veia testicular direita. Entretanto, a varicocele não foi investigada por imagens.

Pergunta 9.4: Um paciente com história anterior de vasectomia apresenta-se com um caroço no hemiescroto direito, superior ao e separado do testículo. Qual é o diagnóstico provável?

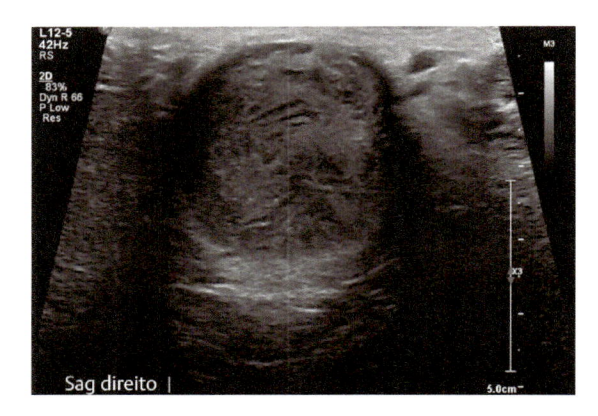

Sag direito

A. Abscesso.
B. Cisto epidermoide.
C. Tumor adenomatoide.
D. Granuloma de células do esperma.

Resposta:

D. Correta. A imagem demonstra massa sólida, redonda e bem definida. Embora as aparências da investigação por imagens sejam relativamente não específicas, a história de uma vasectomia anterior junto com a localização da massa, tornam o granuloma de células do esperma como o diagnóstico provável. Esse granuloma se forma a partir de uma inflamação crônica em resposta a uma vasectomia anterior e tende a ocorrer com o epidídimo ou ao longo dos vasos deferentes (*vasa deferentia*).

A. Incorreta. O abscesso se apresenta como uma coleção complexa de fluido com hipervascularidade ao redor.

B. Incorreta. O cisto epidermoide é, tipicamente, uma lesão intratesticular.

C. Incorreta. O tumor adenomatoide é o tumor extratesticular mais comum e se mostra tipicamente sólido e bem definido. Trata-se, certamente, de uma consideração digna de atenção para este achado; entretanto, a história de vasectomia anterior torna esta escolha menos provável.

9 Perguntas e Respostas

Pergunta 9.5: Este paciente foi avaliado devido a massa escrotal. A estrutura tubular sendo medida foi confirmada como sendo um vaso, pela investigação com Doppler. Qual afirmação é a correta?

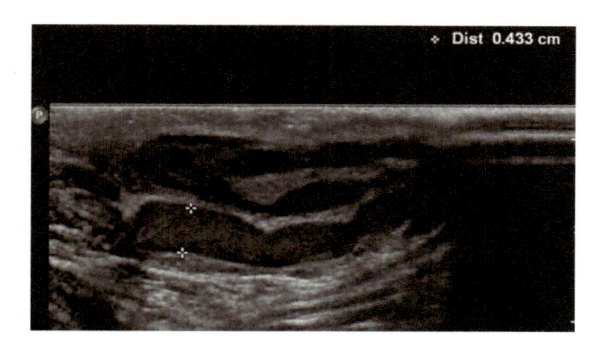

A. Este achado se encontra, mais frequentemente, no lado direito.
B. O calibre do vaso está dentro dos limites normais.
C. O material ecogênico aparente no vaso deve-se a um trombo.
D. O achado pode resultar em subfertilidade.

Resposta:

D. Correta. A imagem mostra vasos dilatados no hemiescroto. Essa é a aparência clássica de varicocele, ou dilatação do plexo venoso pampiniforme superior a 3 mm. Isso resulta, geralmente, da reversão de fluxo na veia testicular e é muito mais comum à esquerda, presumivelmente por causa do curso horizontal da veia renal esquerda, na qual drena a veia testicular esquerda. A manobra de Valsalva resulta na exacerbação dos achados devido ao refluxo. Pacientes com varicocele podem desenvolver subfertilidade decorrente de espermatogênese prejudicada em parte por causa do aumento da temperatura local causado pelas veias dilatadas.

A, B – Incorretas. Consultar a explicação da escolha correta no item anterior.

C. Incorreta. O material ecogênico aparente na veia é um artifício secundário ao fluxo lento.

Pergunta 9.6: Um garoto de 10 anos de idade apresenta-se manifestando dor testicular à esquerda. É feito uma ultrassonografia de escroto, do qual a imagem é demonstrada a seguir. Qual é o diagnóstico provável?

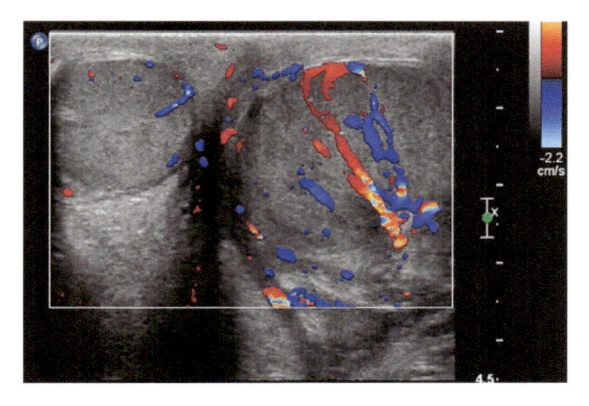

A. Orquite.
B. Epididimite.
C. Torção testicular esquerda.
D. Tumor de células germinativas.

Resposta:

A. Correta. A imagem demonstra um testículo esquerdo inchado, com aumento no fluxo vascular, a aparência típica de orquite aguda.

B. Incorreta. Embora a epididimite ocorra, com frequência, em conjunto com a orquite, o epidídimo esquerdo não foi investigado. Portanto, a epididimite não pode ser confirmada nas imagens atuais.

C. Incorreta. Em caso de torção aguda, espera-se redução do fluxo vascular nos testículos afetados.

D. Incorreta. A massa testicular discreta não é investigada por imagens.

Escroto

Pergunta 9.7: Após 2 semanas de tratamento, um paciente com orquite aguda volta para uma ultrassonografia de seguimento. Qual afirmação melhor descreve essa nova imagem?

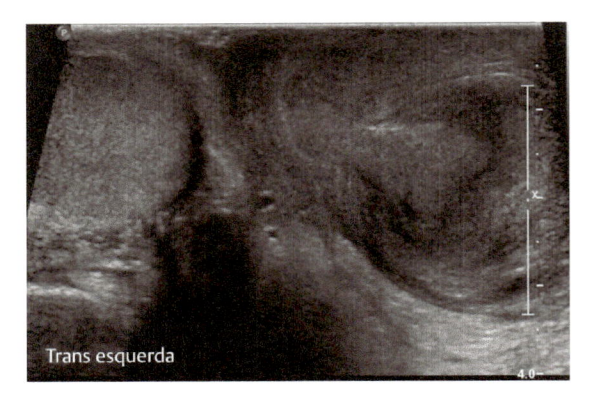

A. Houve tratamento inadequado de infecção subjacente.
B. O testículo está agora desvitalizado após progressão de torção intermitente.
C. Presença de hemangioma em dilatação.
D. Progresso de neoplasma agressivo.

Resposta:

A. Correta. A imagem demonstra material supurativo exsudando do testículo esquerdo, além da túnica albugínea. Os achados são coerentes com a ruptura de um abscesso intratesticular, levando à piocele. Isso ocorreu após tratamento de um quadro de orquite com antimicrobiano inadequado.

B. Incorreta. Uma torção estabelecida se manifestaria como heterogeneidade do parênquima testicular e ausência de fluxo vascular.

C. Incorreta. Não há hematoma presente na imagem.

D. Incorreta. Não há neoplasma subjacente na imagem.

Pergunta 9.8: Um adulto de 28 anos apresenta-se com um caroço testicular indolor. A ultrassonografia do escroto foi realizado e a imagem está presente. Qual afirmação é a correta?

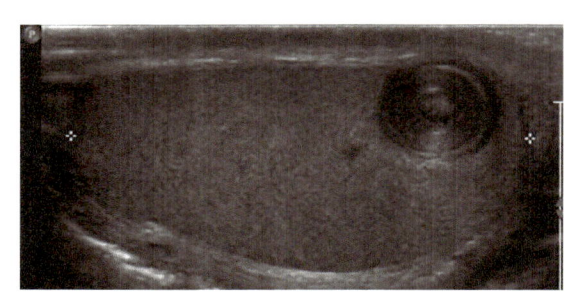

A. Este achado é mais frequentemente associado ao quadro de microlitíase.
B. Esta lesão é quase certamente benigna.
C. O tratamento mais apropriado é a orquiectomia.
D. Um curso de antimicrobianos seria apropriado.

Resposta:

B. Correta. A imagem demonstra uma lesão intratesticular redonda e bem definida, com aparência de lâmina muito pequena e delgada (lamela) ou "casca de cebola". Esse achado é típico de um cisto epidermoide, uma lesão benigna.

A. Incorreta. O cisto epidermoide não está associado ao quadro de microlitíase.

C. Incorreta. Esta lesão pode estar enucleada, poupando o testículo.

D. Incorreta. Um curso de antimicrobianos não é indicado.

Pergunta 9.9: Um adulto de 18 anos salta sobre uma cerca de madeira e apresenta-se, 2 semanas depois, com inchaço no escroto, sendo submetido ao ultrassom. Os testículos estão normais. Dado o achado na imagem a seguir, qual estratégia de tratamento é apropriada?

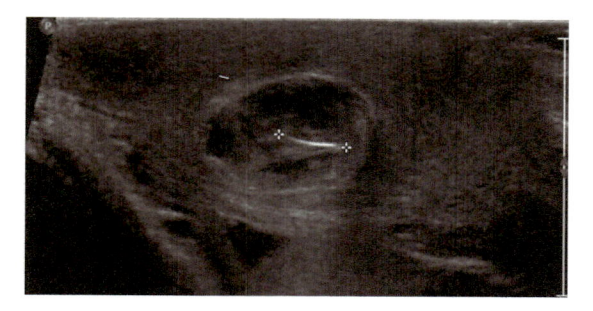

A. Administração de antimicrobianos.
B. Obter radiografia da pelve.
C. Incisão local.
D. Nenhuma das opções anteriores.

Resposta:

C. Correta. A imagem demonstra uma linha ecogênica fina em um foco hipoecoico bem definido ao redor do edema da pele escrotal. Esse achado é coerente com uma lasca de madeira retida com um "granuloma de corpo estranho" ao redor. A incisão local, especialmente se guiada por marcação sonográfica, facilitará a retirada.

A. Incorreta. Os antibióticos não fornecerão o tratamento definitivo para esse quadro.

B. Incorreta. A radiografia da pelve é desnecessária, especialmente porque corpos estranhos de madeira são, geralmente, radiolucentes.

D. Incorreta.

Pergunta 9.10: Um paciente diabético manifesta dor na virilha e é submetido a uma ultrassonografia do escroto. Qual afirmação é verdadeira sobre o achado a seguir?

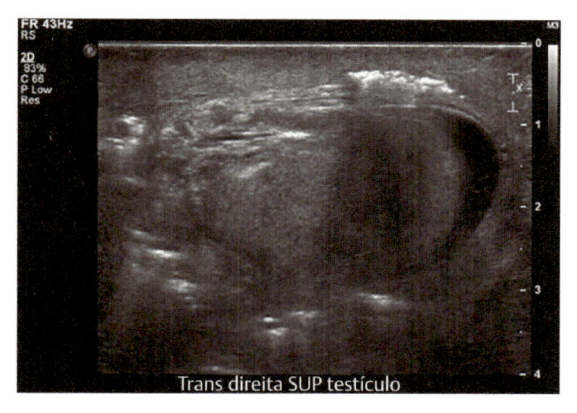

A. A pele do escroto demonstra calcificação grosseira.
B. Um corpo estranho de madeira está presente.
C. É necessária a administração de esteroides.
D. Nenhuma das opções anteriores.

Resposta:

D. Correta. A imagem demonstra gás no interior da pele escrotal espessada, a marca registrada da gangrena de Fournier. Esse quadro potencialmente fatal é mais prevalente em homens de meia-idade, com o diabetes sendo um fator predisponente. O desbridamento urgente e antimicrobianos de amplo espectro são necessários para o melhor resultado possível.

A. Incorreta. Os focos ecogênicos na pele escrotal demonstram o clássico "sombreamento de sujeira" coerente com gás, em oposição à calcificação.

B. Incorreta. O corpo estranho retido não foi investigado por imagens.

C. Incorreta. Os esteroides não são indicados.

Escroto

Pergunta 9.11: Estas imagens sonográficas foram obtidas de um homem de 46 anos manifestando dor testicular. Das opções a seguir, qual está mais bem relacionada com os achados?

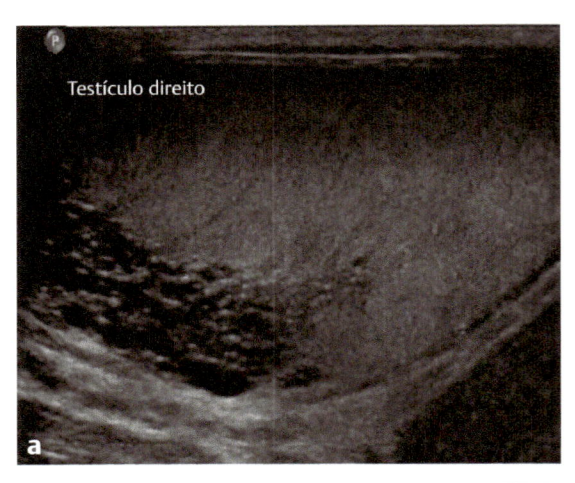

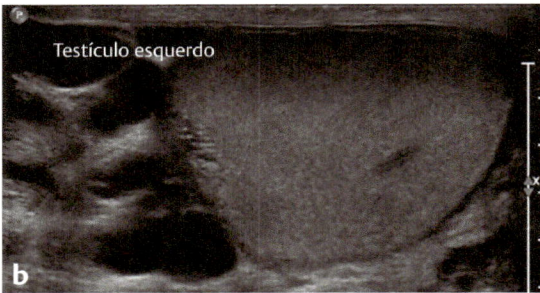

A. Ectasia da *rete testis* e espermatoceles à esquerda.
B. Ectasia da *rete testis* e hidrocele complexa à esquerda.
C. Varicocele intratesticular e espermatoceles à esquerda.
D. Varicocele intratesticular e hidrocele complexa à esquerda.

Resposta:

A. Correta. As imagens demonstram áreas císticas tubulares ao longo do testículo do mediastino, coerentes com quadro de ectasia da *rete testes*. Isso é observado, tipicamente, em homens de meia-idade e sentido como secundário à obstrução dos vasos eferentes (*vasa efferentia*), (a rede tubular de comunicação entre a *rete testes* e a cabeça do epidídimo). Com frequência, o quadro é bilateral, embora assimétrico. No caso apresentado, ele é mais acentuado à direita. A ectasia tubular da *rete testes* é frequentemente associada à espermatocele, um tipo de cisto extratesticular. Várias espermatoceles são notadas ao longo do testículo esquerdo.

B. Incorreta. A hidrocele ocorre dentro do espaço túnico e geralmente cerca o testículo.

C. Incorreta. Um quadro de varicocele intratesticular pode criar aparência similar à da ectasia tubular. Entretanto, a presença de fluxo vascular na investigação por imagens com Doppler no interior de uma varicocele intratesticular e a localização clássica de ectasia tubular permitem a diferenciação sonográfica dessas duas entidades.

D. Incorreta. Ausência de varicocele e de hidrocele.

Pergunta 9.12: Um homem de 62 anos apresenta-se manifestando dor testicular e é submetido a uma ultrassonografia testicular. As imagens representativas são mostradas a seguir. Qual é o diagnóstico mais provável?

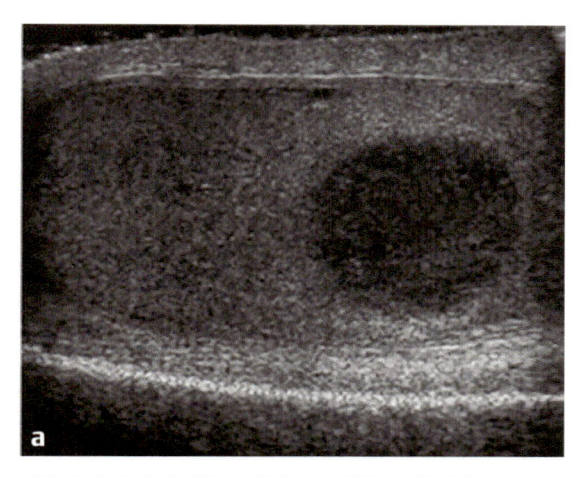

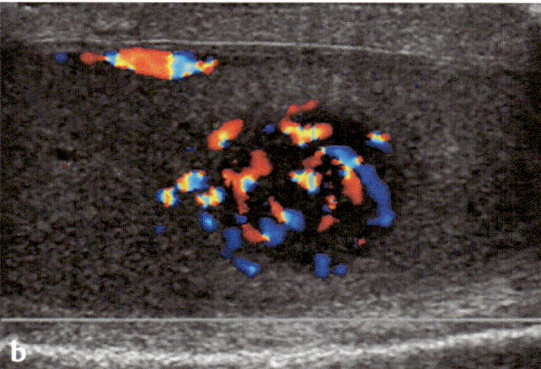

A. Seminoma.
B. Tumor embrionário.
C. Hematoma.
D. Linfoma.

Resposta:

D. Correta. As imagens demonstram massa hipoecoica bem definida com o testículo. A massa é também avidamente hipervascular. Esses achados, junto com a idade do paciente, tornam o linfoma o mais provável diagnóstico. Mais frequentemente, o linfoma testicular é da variedade de células B.

A. Incorreta. Os seminomas são os tumores testiculares mais comuns, mas ocorrem, tipicamente, em uma população mais jovem (idade média de 40 anos).

B. Incorreta. Os aspectos sonográficos desse tumor não são específicos, mas, novamente, tumores testiculares embrionários tendem a ocorrer em pacientes mais jovens (25-35 anos).

C. Incorreta. Não é provável que um hematoma demonstre fluxo vascular interno.

Pergunta 9.13: Qual afirmação está correta em relação à imagem a seguir?

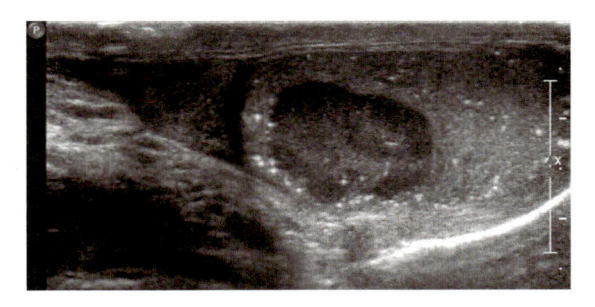

A. A lesão é, mais provavelmente, um tumor de células de Sertoli.
B. A virilha ipsilateral deverá ser avaliada para excluir a disseminação linfática, uma vez que esse é o primeiro sítio de doença nodal.
C. Ambas as opções anteriores.
D. Nenhuma das opções anteriores.

Resposta:

D. Correta. A imagem demonstra múltiplos focos ecogênicos minúsculos e pontilhados por todo o parênquima testicular, coerente com o quadro de microlitíase testicular. Esse quadro foi associado ao desenvolvimento de tumores testiculares, em especial tumores de células germinativas como os seminomas. Os tumores testiculares primeiro formam metástases para os linfonodos paracavais, coerentes com a drenagem linfática.

A,B – Incorretas. Os tumores testiculares primeiro formam metástases para os linfonodos paracavais, coerentes com drenagem linfática.

C. Incorreta.

Escroto

Pergunta 9.14: A imagem da Pergunta 9.13 demonstra múltiplos focos ecogênicos minúsculos e pontilhados por todo o parênquima testicular, coerente com microlitíase testicular. Todas as opções a seguir estão associadas a esse quadro, exceto?

A. Síndrome de Klinefelter.
B. Trissomia 21.
C. Proteinose alveolar.
D. Síndrome de Klippel-Trenaunay.

Resposta:

D. Correta. A síndrome de Klippel-Trenaunay não está associada à microlitíase testicular.

A. Incorreta. A síndrome de Klinefelter está associada à microlitíase testicular.

B. Incorreta. A trissomia 21 está associada à microlitíase testicular.

C. Incorreta. A proteinose alveolar está associada à microlitíase testicular.

Pergunta 9.15: Um homem de 26 anos apresenta-se manifestando dor na virilha e é submetido a uma ultrassonografia escrotal. A seguir demonstramos imagem representativa. Como esse achado deverá ser tratado?

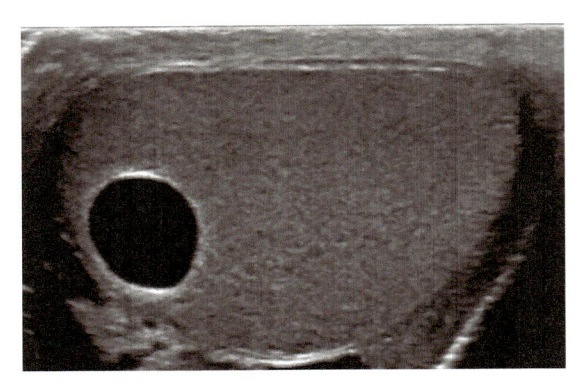

A. Orquiectomia.
B. Incisão e drenagem.
C. Intervenção não necessária.
D. Nenhuma das opções anteriores.

Resposta:

C. Correta. A imagem demonstra cisto testicular intraparenquimatoso, anecoico e bem definido. Essas lesões descobertas por acaso não têm potencial de malignidade e não justificam qualquer intervenção.

A, B – Incorretas. Nenhuma intervenção é necessária.

D. Incorreta.

Pergunta 9.16: Um jovem de 17 anos apresenta-se manifestando dor testicular do lado esquerdo e é submetido a uma ultrassonografia do escroto. Com base nas imagens a seguir, qual afirmação está correta?

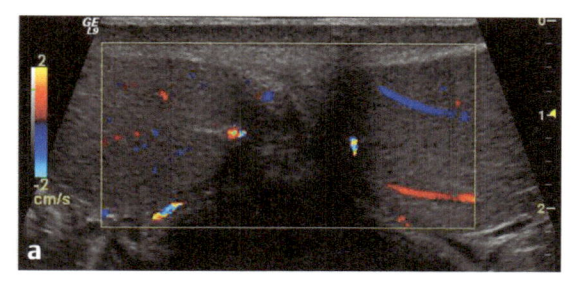

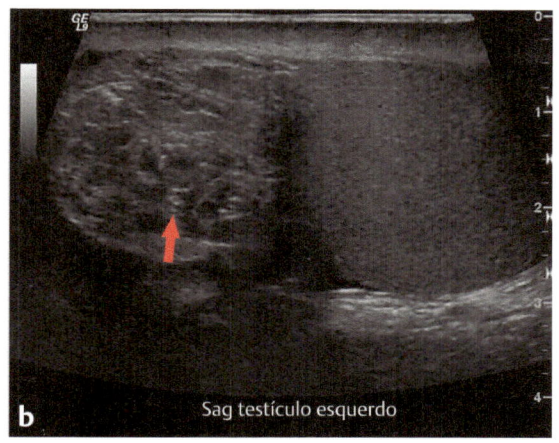

A. Observa-se pouco fluxo vascular simétrico no Doppler colorido, o que exclui, efetivamente, uma torção testicular.
B. A massa heterogênea no aspecto superior do testículo esquerdo muito provavelmente não representa malignidade.
C. Ambas as afirmações estão corretas.
D. Nenhuma das afirmações está correta.

Resposta:

B. Correta. Massas intraescrotais e extratesticulares são tipicamente benignas. A *seta vermelha* indica lesão parecida com massa no aspecto superior do testículo esquerdo demonstrando conteúdo interno tubular e, na verdade, representa um cordão espermático "torcido". Deve-se lembrar que a torção testicular não está realmente torcendo o testículo, mas sim torcendo o cordão espermático. Por essa razão, na avaliação clínica, o testículo não se mostra apenas sensível, mas também um pouco alto e mais horizontal em repouso. Consequentemente, o protocolo de varredura para "excluir torção" deverá sempre incluir uma avaliação do cordão espermático.

A. Incorreta. A avaliação subjetiva de fluxo vascular simétrico não é suficiente para excluir um quadro de torção testicular. Em vez disso, a ausência ou um fluxo vascular nitidamente reduzido em um testículo pode ajudar a dar suporte ao diagnóstico de torção.

C, D – Incorretas.

Escroto

Pergunta 9.17: Um paciente de 21 anos apresenta-se com história de quase 2 semanas de dor escrotal que vai e volta e é submetido a um exame de ultrassonografia do escroto. Com qual dos quadros a seguir as imagens são coerentes?

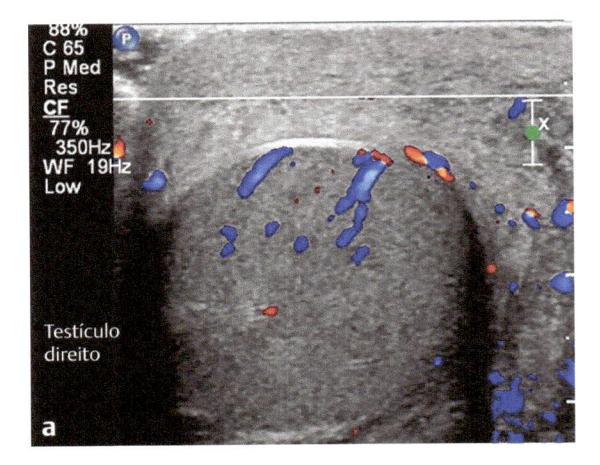

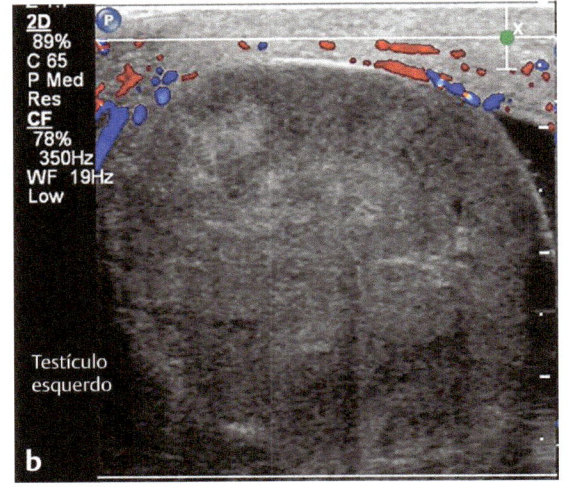

A. Orquite direita.
B. Neoplasma testicular esquerdo.
C. Infarto testicular esquerdo.
D. Nenhuma das opções anteriores.

Resposta:

C. Correta. A imagem demonstra espessamento da pele escrotal e fluxo vascular ausente no testículo esquerdo heterogêneo. Os achados são coerentes com um testículo esquerdo infartado, secundário à torção.

A. Incorreta. O fluxo vascular e o padrão parenquimatoso do testículo direito estão dentro dos limites normais. Existe fluxo vascular tipicamente aumentado no cenário de orquite.

B. Incorreta. Embora haja heterogeneidade por todo o parênquima testicular esquerdo, não ser identifica a presença de massa discreta, tornando improvável a presença de neoplasma subjacente.

D. Incorreta.

Pergunta 9.18: Um adulto de 21 anos apresenta-se manifestando dor na virilha direita e é submetido a uma ultrassonografia escrotal. Com base nas imagens a seguir, qual afirmação está correta?

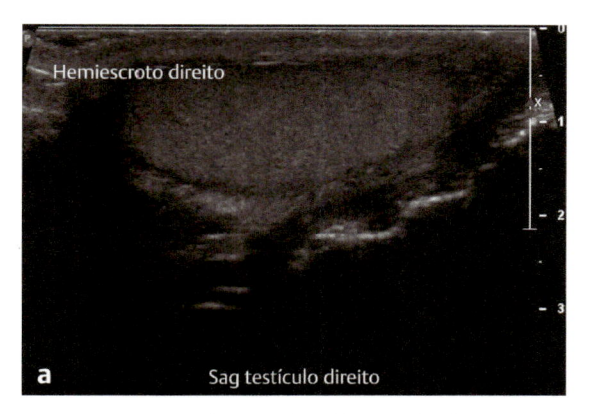

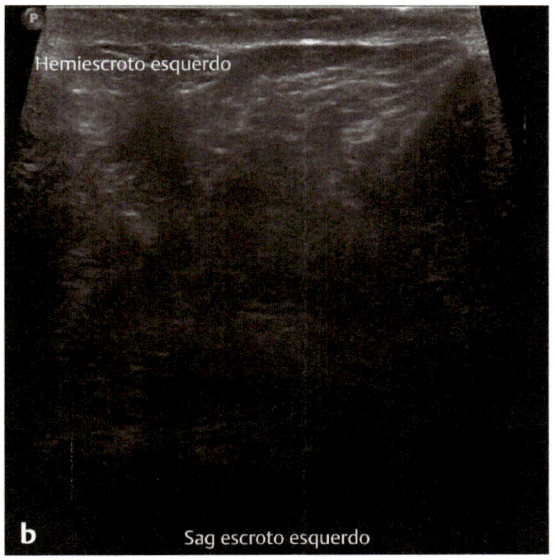

A. O testículo direito está normal, mas o esquerdo provavelmente está ausente devido à uma condição congênita.
B. O testículo direito está normal. Uma hérnia inguinal provavelmente esteja obscurecendo o testículo esquerdo.
C. Ambos os rins deverão ser avaliados, em virtude de alta probabilidade de agenesia renal associada.
D. A virilha ipsilateral e o cordão espermático deverão ser avaliados por ultrassom.

Resposta:

D. Correta. No cenário de um "testículo ausente" descoberto acidentalmente, deve-se excluir um quadro de testículo não descido/criptorquidismo. Em geral, um testículo não descido está localizado na virilha ipsilateral e, portanto, passível de visualização sonográfica.

A. Incorreta. O testículo não descido é muito mais provável que a ausência congênita do testículo.

B. Incorreta. No quadro de uma hérnia inguinal intraescrotal, geralmente o testículo ainda é visível, embora frequentemente deslocado inferiormente no escroto.

C. Incorreta. Não há correlação forte entre testículo não descido e agenesia renal.

Escroto

Pergunta 9.19: Um paciente de 21 anos de idade é submetido a uma ultrassonografia escrotal. O testículo esquerdo não é visualizado no hemiescroto esquerdo. A virilha esquerda é investigada por imagens e o achado exibido na imagem a seguir. Qual afirmação está correta?

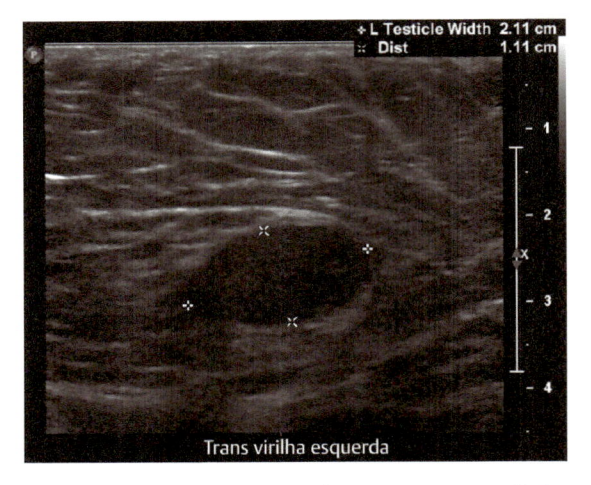

A. Estrutura sendo medida é coerente com um linfonodo da virilha.
B. Existe risco de malignidade aumentado de 30 a 50 vezes.
C. Justifica-se a biópsia.
D. Se houver desenvolvimento de tumor subjacente, ele será, mais provavelmente, um tumor de células de Sertoli.

Resposta:

B. Correta. O testículo não descido/criptorquidismo está associado a um risco aumentado de 30 a 50 vezes para malignidade, com o seminoma e o tumor de células embrionárias respondendo pela maioria dos casos.

A. Incorreta. Embora um linfonodo normal possa ser hipoecoico e ter formato oval, a ausência do "hilo ecogênico" típico permite a distinção entre as duas entidades.

C. Incorreta. Se houver aspectos suspeitos associados suficientes, tais como microlitíase, recomenda-se a orquiectomia.

D. Incorreta. Seminoma e carcinoma de células embrionárias respondem pela maioria das malignidades no cenário de criptorquidismo.

Pergunta 9.20: As imagens exibem os testículos bilaterais de um paciente de 34 anos e demonstram massas testiculares bilaterais. Qual afirmação está correta com respeito a tumores testiculares bilaterais?

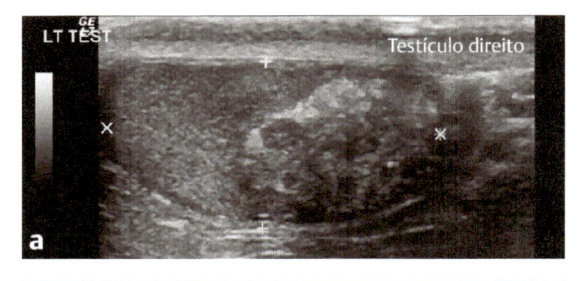

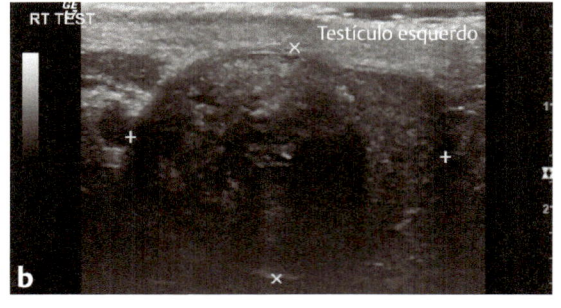

A. Os tumores síncronos são encontrados com mais frequência que os tumores metacrônicos.
B. A metástase testicular tem mais probabilidade de surgir de um tumor primário testicular contralateral que de um primário distante.
C. O linfoma testicular é bilateral em aproximadamente 30% dos casos.
D. Nenhuma das opções anteriores.

Resposta:

C. Correta. O linfoma testicular é bilateral em até 30% dos casos.

A. Incorreta. Os tumores testiculares síncronos são muito menos comuns que os metacrônicos, e os primeiros respondem por somente 10% dos tumores testiculares bilaterais.

B. Incorreta. Os testículos não compartilham conexões vasculares e linfáticas, de modo que é improvável que um tumor em um testículo se dissemine para o outro. Em vez disso, as metástases testiculares, embora raras, provavelmente se originem de outras fontes primárias, tal como a próstata.

D. Incorreta.

Pergunta 9.21: As imagens mostram os testículos bilaterais de um paciente de 34 anos, com massas testiculares bilaterais. A investigação por imagens do abdome superior do paciente revelou massas adrenais bilaterais. Qual é o tratamento mais apropriado desse quadro?

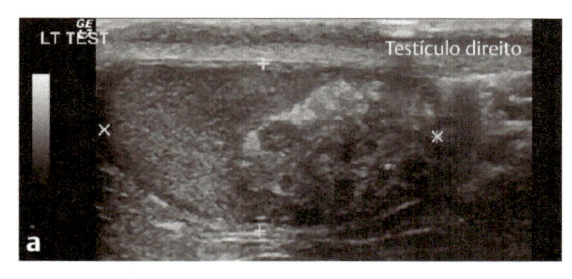

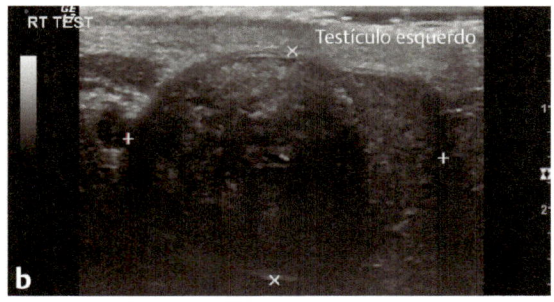

A. Biópsia percutânea das lesões das suprarrenais.
B. Colonoscopia.
C. Quimioterapia e radioterapia escrotal.
D. Terapia com alta dose de glicocorticoides.

Resposta:

D. Correta. As massas testiculares do paciente são tumores de resto adrenal. Os restos adrenais testiculares são aglomerados de células que ficam presas no interior da gônada em desenvolvimento e podem ser encontrados em cerca de 10% de recém-nascidos e em cerca de 2% dos adultos. Tipicamente, eles são assintomáticos, a menos que expostos a níveis elevados do hormônio adrenocorticotrópico, quando se dilatam para formar massas. Este paciente tem história de hiperplasia adrenal congênita que levou à estimulação do resto adrenal. Esse quadro pode ser tratado com esteroides.

A, B, C – Incorretas. Essas opções não estão indicadas.

Leituras Complementares

Adham WK, Raval BK, Uzquiano MC, Lemos LB. Best cases from the AFIP: bilateral testicular tumors: seminoma and mixed germ cell tumor. Radiographics 2005;25(3):835–839

Coursey Moreno C, Small WC, Camacho JC, et al. Testicular tumors: what radiologists need to know—differential diagnosis, staging, and management. Radiographics 2015;35(2):400–415

Dogra VS, Gottlieb RH, Oka M, Rubens DJ. Sonography of the scrotum. Radiology 2003;227(1):18–36

Dogra VS, Gottlieb RH, Rubens DJ, Liao L. Benign intratesticular cystic lesions: US features. Radiographics 2001;21(Spec No):S273–S281

Frates MC, Benson CB, DiSalvo DN, Brown DL, Laing FC, Doubilet PM. Solid extratesticular masses evaluated with sonography: pathologic correlation. Radiology 1997;204(1):43–46

Garriga V, Serrano A, Marin A, Medrano S, Roson N, Pruna X. US of the tunica vaginalis testis: anatomic relationships and pathologic conditions. Radiographics 2009;29(7):2017–2032

Ishigami K, Abu-Yousef MM, El-Zein Y. Tubular ectasia of the epididymis: a sign of postvasectomy status. J Clin Ultrasound 2005;33(9):447–451

Jarraya M, Hayashi D, de Villiers RV, et al. Multimodality imaging of foreign bodies of the musculoskeletal system. AJR Am J Roentgenol 2014;203(1): W92-102

Loya AG, Said JW, Grant EG. Epidermoid cyst of the testis: radiologic-pathologic correlation. Radiographics 2004;24(Suppl 1):S243–S246

Woodward PJ, Schwab CM, Sesterhenn IA. From the archives of the AFIP: extratesticular scrotal masses: radiologic-pathologic correlation. Radiographics 2003;23(1):215–240

Capítulo 10　Diversos

Scott Stevens ▪ *Halemane Ganesh* ▪ *Adrian Dawkins*

10 Perguntas e Respostas

Pergunta 10.1: A imagem sonográfica a seguir demonstra uma sobreposição em Doppler colorido na região da veia porta principal. O que é responsável pelo preenchimento incompleto a cores?

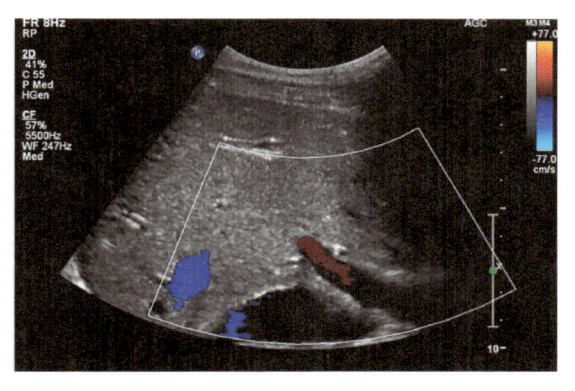

A. Trombo não oclusivo.
B. Configuração incorreta de prioridade de cor.
C. Configuração muito ampla da caixa de cor.
D. Configuração muito alta da escala de cor.

Resposta:

D. Correta. A escala de cor está configurada para +/-77 cm/segundo. Quando a escala de cor é configurada para esse valor elevado, ocorre também aumento inevitável no filtro da parede. Isso resulta em obscurecimento de fluxo de baixa velocidade, daí o preenchimento incompleto em cores da veia porta.

A. Incorreta. O preenchimento a cores incompleto é um artefato.

B. Incorreta. A configuração de prioridade da cor afeta quais sombras de cinza podem ser substituídas por uma cor, já que a exibição tem de escolher entre a escala de cinza e a cor. A barra de prioridade de cor é visualizada como uma faixa em escurecimento progressivo adjacente à barra de cor. Neste exemplo, a prioridade de cor é configurada alta (linha verde no alto da faixa), portanto otimizada para a detecção de fluxo.

C. Incorreta. A caixa de cor deverá ser posicionada fixa ao redor da estrutura sendo investigada. Neste exemplo, existe talvez a oportunidade de reduzir a largura; entretanto, essa medida não vai melhorar o preenchimento de cor.

Pergunta 10.2: Quanto à imagem a seguir, qual afirmação é correta?

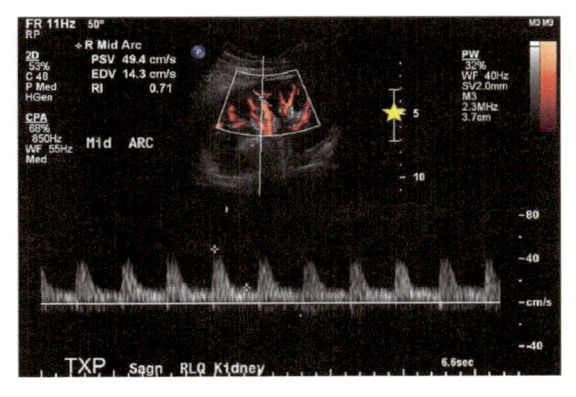

A. A correção do ângulo está mal alinhada, resultando em uma medição de índice resistivo não preciso.
B. A falta de quaisquer áreas "azuis" no parênquima renal sugere oclusão da veia renal.
C. O índice resistivo está sendo medido de maneira incorreta.
D. O foco do feixe está incorreto.

Resposta:

C. Correta. O índice resistivo é obtido dividindo-se a diferença da velocidade sistólica de pico (PSV, do inglês *peak systolic velocity*) e da velocidade diastólica final (EDV, do inglês *end diastolic velocity*) pelo PSV, ou seja (PSV-EDV)/PSV. Neste exemplo, o segundo calibre não está posicionado na EDV, uma vez que essa velocidade ocorre bem antes da elevação sistólica aguda. No caso apresentado, o erro talvez não seja significativo, já que a segunda metade do ciclo é bastante plana. Entretanto, esse não é o caso e medições substancialmente erradas poderão ser obtidas.

A. Incorreta. A medição do índice resistivo não depende da correção do ângulo, uma vez que ambas a PSV

Diversos

e a EDV serão afetadas pelo mesmo fator, cancelando durante o cálculo.

B. Incorreta. A barra de cores exibe sombras graduadas de *pink*, uma designação frequente de cor para *power* Doppler, uma configuração que não resulta em informações de direção, mas é muito útil para demonstrar áreas de fluxo lento. Consequentemente, ao usar essa configuração de exibição, não haverá áreas "azuis" a indicar fluxo na direção oposta.

D. Incorreta. O feixe de ultrassom está focalizado apropriadamente, no nível do parênquima renal, como ilustrado pela barra de posição do foco (*estrela amarela*).

Pergunta 10.3: Em relação à imagem a seguir, qual afirmação é correta?

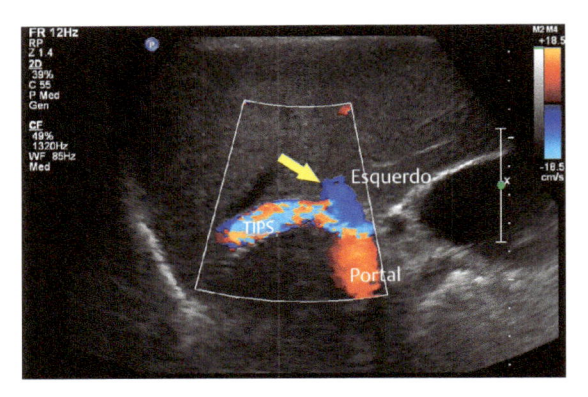

A. Os achados estão nos limites normais.
B. *Aliasing* na derivação portossistêmica intra-hepática transjugular (TIPSS) é sugestivo de mal funcionamento.
C. A direção do fluxo dentro do ramo esquerdo da veia porta (*seta amarela*) é sugestiva de mal funcionamento.
D. Nenhuma das opções anteriores.

Resposta:

A. Correta. A escala de cor (+/- 18,5 cm/segundo) foi otimizada para demonstrar fluxo na veia porta. Entretanto, como resultado dessa escala relativamente baixa, observa-se um *aliasing* proporcional em TIPSS decorrente de velocidades normais mais altas em TIPSS (90-190 cm/segundo). A reversão do fluxo com o ramo esquerdo da veia porta é sinal de TIPSS funcionando apropriadamente.

B. Incorreta. O *aliasing* ocorre por causa das velocidades normais mais altas em TIPSS.

C. Incorreta. A reversão de fluxo no ramo esquerdo da veia porta é sinal de TIPSS funcionando apropriadamente.

D. Incorreta.

Pergunta 10.4: Este paciente de 67 anos se apresenta manifestando dor abdominal e é submetido a uma ultrassonografia abdominal. Por qual fator os sintomas do paciente se mostram provavelmente piorados?

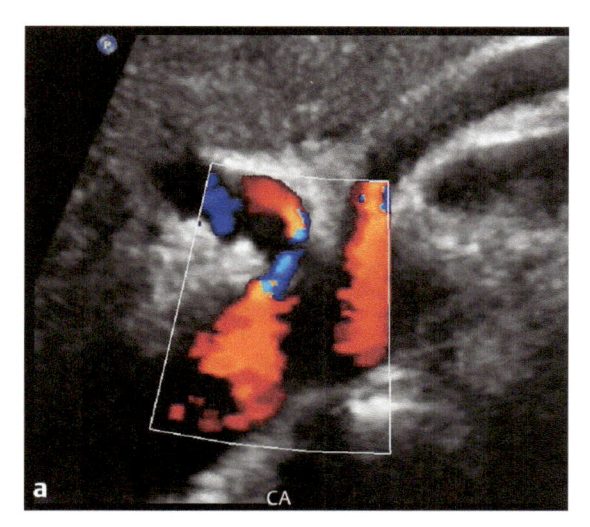

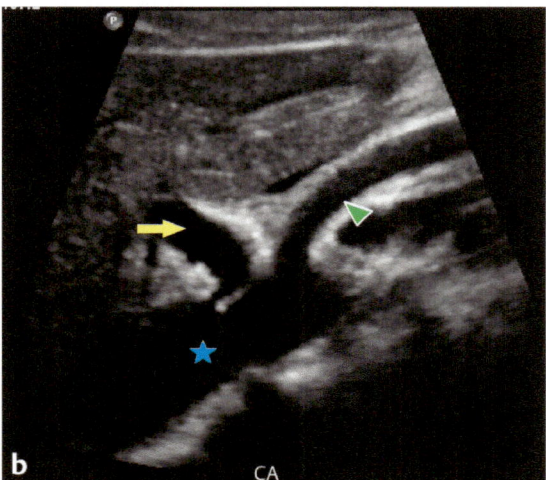

A. Jejum.
B. Expiração.
C. Postura ereta.
D. Nenhuma das opções anteriores.

Resposta:

B. Correta. A imagem demonstra o eixo celíaco (*seta amarela*) e a artéria mesentérica superior (*seta verde*) no plano longitudinal, pois elas se originam da aorta (*estrela*). Na escala de cinza, a origem do eixo celíaco é visualizada como severamente estreitada. A sobreposição do Doppler colorido revela *aliasing* nessa região. Os achados são coerentes com a síndrome do ligamento arqueado mediano (MALS). Esse quadro é exacerbado na expiração.

A. Incorreta. Os sintomas sofridos em MALS são piorados pela ingestão de alimentos.

C. Incorreta. A MALS é aumentada pela posição em supino, mas um pouco aliviada com a postura ereta.

D. Incorreta.

Diversos

Pergunta 10.5: Um paciente de 58 anos apresenta-se com testes de função hepática elevados. Ele recebeu um fígado transplantado. O que é sugerido por essa avaliação dupla da *porta hepatis*?

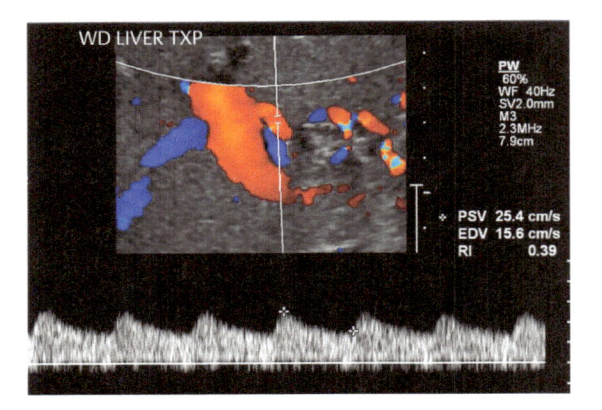

A. Estenose da artéria hepática.
B. Oclusão da artéria hepática.
C. Veia porta com aneurisma.
D. Fluxo venoso portal revertido.

Resposta:

A. Correta. A imagem revela avaliação por Doppler espectral da artéria hepática. O formato de onda obtido revela tempo de aceleração prolongado e velocidade de pico geral diminuído, resultando no clássico formato de onda "*parvus tardus*", geralmente o resultado de estenose proximal.

B. Incorreta. A artéria hepática mostra ser patente.

C. Incorreta. O calibre da veia porta se mostra normal.

D. Incorreta. A direcionalidade de veia porta não pode ser inferida definitivamente, já que a cor dessa barra de direcionalidade foi cortada (embora se saiba que o fluxo é anterógrado pelo autor). Entretanto, o fluxo revertido da veia porta no quadro de um transplante de fígado é muito raro, geralmente com um resultado ruim.

Pergunta 10.6: Qual das opções a seguir é uma complicação associada à estenose da artéria hepática em um fígado transplantado?

A. Hipertensão porta.
B. Necrose biliar.
C. Doença tromboembólica.
D. Oclusão da veia esplênica.

Resposta:

B. Correta. No cenário de um transplante de fígado, a integridade da árvore biliar depende da circulação arterial hepática. Se a estenose da artéria hepática for suficientemente grave, ela pode levar à necrose biliar.

A. Incorreta. A hipertensão portal não está diretamente associada à estenose da artéria hepática.

C. Incorreta. A doença tromboembólica não está diretamente associada à estenose da artéria hepática.

D. Incorreta. A oclusão da veia esplênica não está diretamente associada à estenose da artéria hepática.

Pergunta 10.7: Um homem de 54 anos apresenta-se com episódios repetidos de hematêmese e hematoquezia. Uma ultrassonografia do abdome superior é realizada e a imagem é apresentada a seguir. Qual será o tratamento definitivo para esse paciente?

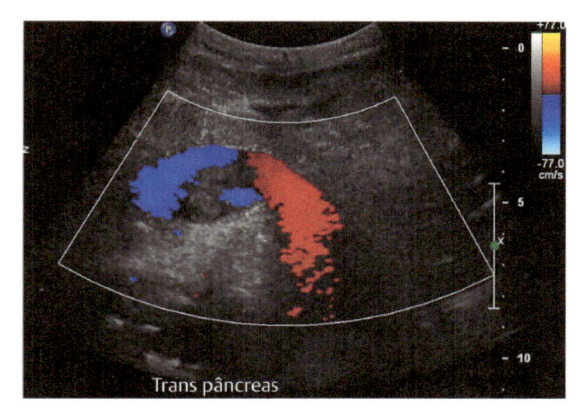

A. Esplenectomia.
B. Trombectomia.
C. Trombólise.
D. Colocação de TIPSS.

Resposta:

A. Correta. A imagem demonstra preenchimento de cor incompleto da veia esplênica, coerente com o quadro de trombose dessa veia (SVT, do inglês *splenic vein thrombosis*). Esse quadro (SVT) é, às vezes, complicado por sangramento gastrointestinal superior secundário a varizes esofágicas e tratado definitivamente com esplenectomia, para remoção efetiva da via colateral problemática.

B. Incorreta. A trombectomia é, na melhor das hipóteses, uma medida temporizadora.

C. Incorreta. A trombólise é, na melhor das hipóteses, uma medida de temporização.

D. Incorreta. A TIPSS pode ser conduzida em pacientes com sangramento gastrointestinal superior intratável. Entretanto, a SVT extensiva, possivelmente estendendo-se para a veia porta torna a TIPSS ineficiente.

Pergunta 10.8: Qual achado está sendo demonstrado?

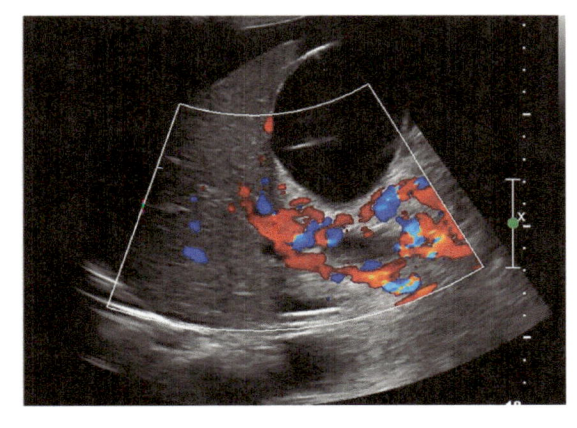

A. Transformação cavernosa da veia porta.
B. Veia porta aneurismática.
C. Derivação arteriovenosa.
D. Síndrome de Budd-Chiari.

Resposta:

A. Correta. As imagens demonstram oclusão da veia porta principal com múltiplos vasos colaterais pequenos ao redor. Esse achado representa a transformação cavernosa da veia porta, geralmente como resultado de um quadro duradouro de hipertensão.

B. Incorreta. A imagem não mostra veia porta aneurismática.

C. Incorreta. As derivações da artéria porta são geralmente observadas como focos de realce nodular intra-hepático na investigação por imagens em corte cruzado.

D. Incorreta. A síndrome de Budd-Chiari manifesta-se, geralmente, como dilatação acentuada do lobo caudado e não visualização das veias hepáticas.

Diversos

Pergunta 10.9: A coleção de fluidos complexos superior a este rim transplantado (*seta*) provou tratar-se de um hematoma. Qual outro achado clinicamente pertinente está presente?

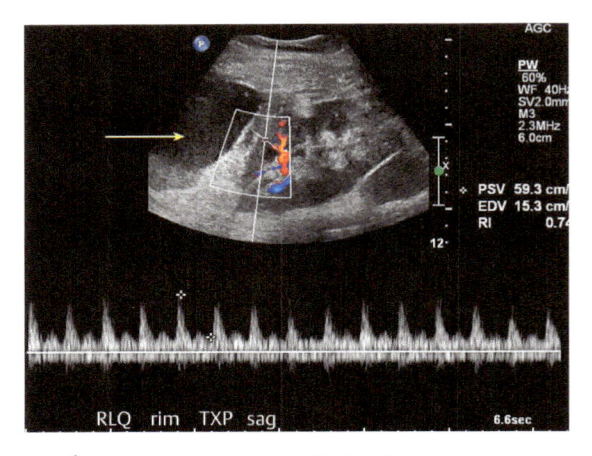

A. Índice resistivo elevado limítrofe.
B. Ausência de fluxo venoso renal.
C. Sobre a resposta fisiológica.
D. A velocidade sistólica de pico (PSV) aumentada de vasos parenquimatosos.

Resposta:

C. Correta. A imagem demonstra taquicardia acentuada, calculada contando-se os picos na escala de tempo delineada na parte inferior da imagem. Essa escala de tempo indica aproximadamente 6 segundos, nos quais existem cerca de 14 picos. Consequentemente, a frequência cardíaca é de aproximadamente 140 batimentos/minuto. Observar o padrão do traçado do espectro pode, com frequência, revelar informações clinicamente úteis, como arritmias.

A. Incorreta. O índice resistivo (0,74) está nos limites normais.

B. Incorreta. O fluxo venoso renal ausente vai se manifestar como fluxo diastólico arterial reverso.

D. Incorreta. A PSV deverá ser interpretada com cautela, uma vez que a correção confiável do ângulo é desafiadora quando avalia vasos muito pequenos.

Pergunta 10.10: Um paciente de 46 anos deve receber alta em 2 dias após a colocação de TIPSS para ascite refratária. O serviço clínico demanda um estudo de ultrassom para confirmar a patência da TIPSS antes da alta e uma imagem representativa desse estudo é demonstrada a seguir. Com base nas aparências, qual estratégia de tratamento está correta?

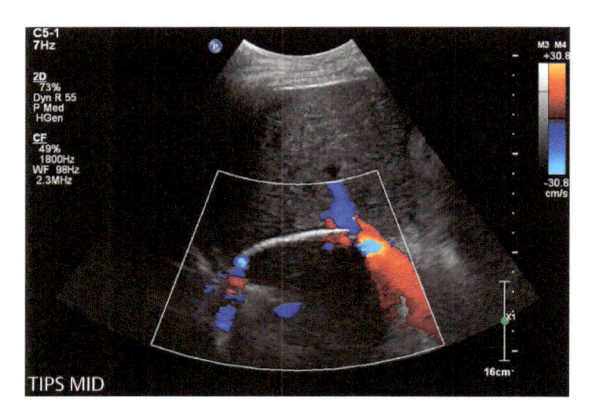

A. Repetir a angiografia para confirmar a patência, mesmo na ausência de sinais clínicos de oclusão da TIPSS.
B. Iniciar terapia trombolítica.
C. Repetir ultrassom em 1 semana.
D. Nenhuma das opções anteriores.

Resposta:

C. Correta. Logo após a preparação de alguns dispositivos da TIPSS, especialmente *stents* cobertos, o ar poderá ficar aprisionado na parede em expansão, tornando inválida a avaliação de patência. Uma dica essencial à oclusão artificial é a incapacidade de se visualizar a parede distante do dispositivo, como é o caso aqui. Em geral, o gás leva 1 semana para se dissipar, de modo que, a menos da existência de uma preocupação clínica sobre patência, algumas derivações são mais bem avaliadas pelo menos 1 semana após a colocação.

A. Incorreta. Esta medida seria desnecessária.

B. Incorreta. Esta medida seria desnecessária e não apropriada.

D. Incorreta.

10 Perguntas e Respostas

Pergunta 10.11: Quanto à ultrassonografia de carótidas, a manobra sonográfica TT anotada na imagem a seguir é usada com mais frequência para identificar qual vaso?

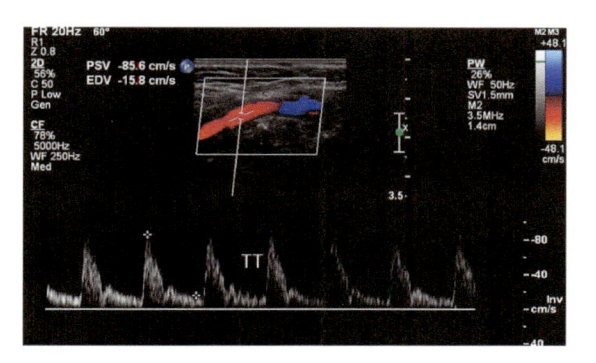

A. Artéria carótida interna (ICA, para *internal carotid artery*).
B. Artéria carótida externa (ECA, para *external carotid artery*).
C. Artéria carótida comum (CCA, para *common carotid artery*).
D. Artéria vertebral (VA).

Resposta:

B. Correta. TT se refere a "toque temporal", pois é obtido tocando-se a artéria temporal superficial enquanto de investiga a ECA. Essa vibração transmitida pode ser visualizada em uma aparência de dente de serra e isso ajuda a confirmar que a ECA está sendo avaliada em oposição à ICA intimamente relacionada, já que a artéria temporal superficial é um ramo da ECA.

A, C e D – Incorretas. A manobra de toque temporal é usada para identificar a ECA.

Pergunta 10.12: Quanto à ultrassonografia da carótida, qual dos parâmetros de investigação por imagens a seguir é, mais frequentemente, o melhor para classificar a intensidade de estenoses de carótida cervical?

A. PSV na ICA.
B. EDV na ICA.
C. PSV na CCA.
D. Proporção ICA/CCA PSV

Resposta:

A. Correta. Os parâmetros primários para estimar o grau de estenose incluem PSV e placa visível.

B, C – Incorretas. Essas medidas não são úteis para estimar estenose.

D. Incorreta. A proporção ICA/CCA PSV é um parâmetro secundário, mas pode ser valioso quando as velocidades totais de carótidas são elevadas, digamos na hipertensão.

Diversos

Pergunta 10.13: Um paciente diabético de 71 anos apresenta-se manifestando dor no pé direito e uma ultrassonografia é realizada, como demonstrado. Qual achado é altamente sugestivo de oclusão distal?

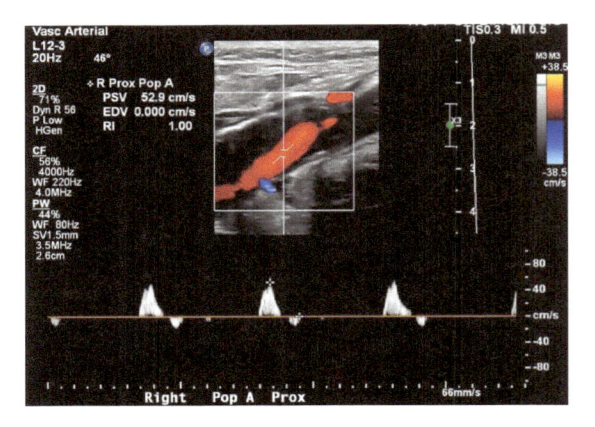

A. Preenchimento de cor incompleto.
B. Ampliação espectral.
C. *Aliasing*.
D. Perda da maioria do fluxo diastólico.

Resposta:

D. Correta. Uma artéria poplítea normal demonstraria fluxo vascular por todo o ciclo cardíaco, criando, com frequência, um formato de onda trifásico. Neste caso, a velocidade de pico é diminuída nas margens, ocorrendo perda da maioria do fluxo diastólico. Isso foi descrito como formato de onda pré-oclusiva em "baque" ou "*staccato*", indicando uma oclusão distal.

A. Incorreta. O preenchimento incompleto de cor sugere trombo no sítio de investigação.

B. Incorreta. A ampliação espectral (preenchimento da curva espectral) é sugestiva também de estenose no sítio da investigação.

C. Incorreta. O *aliasing* pode ser encontrado em segmentos estenóticos de vasos, por causa do aumento na velocidade. Entretanto, o *aliasing* não indica, necessariamente, uma oclusão distal.

Pergunta 10.14: Esta imagem foi obtida de um paciente com a doença de Gaucher. Qual afirmação está correta?

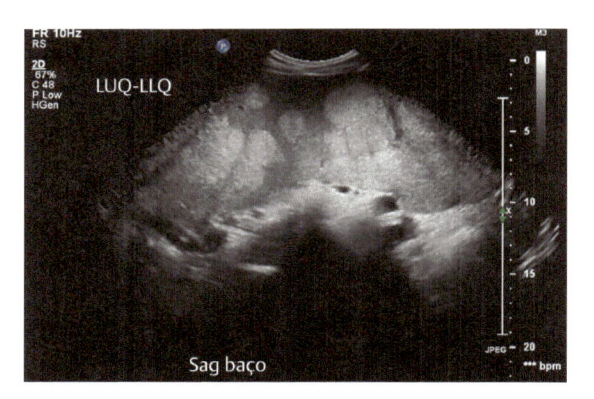

A. A esplenomegalia é uma manifestação incomum.
B. Quando lesões hiperecoicas estão presentes no baço, recomenda-se a esplenectomia.
C. A trombocitopenia é uma complicação desse quadro.
D. No cenário da doença de Gaucher, as lesões esplênicas são altamente sugestivas de linfoma.

Resposta:

C. Correta. A doença de Gaucher é um transtorno de armazenamento lisossômico que resulta no acúmulo de glicocerebrosídeos nos lisossomos de fagócitos mononucleares. Tipicamente, isso afeta medula óssea, fígado e baço. O baço se apresenta geralmente dilatado e pode demonstrar várias lesões focalizadas que podem ser hipo ou hiperecoicas no ultrassom. "Gaucheromas" também podem estar presentes no fígado. Essas lesões não demonstram potencial maligno conhecido e, embora de etiologia indeterminada, podem resultar da combinação de infartação, hematopoiese extramedular e fibrose. A trombocitopenia é uma complicação conhecida da doença de Gaucher.

A. Incorreta. A esplenomegalia geralmente está presente.

B. Incorreta. Essa medida seria desnecessária.

D. Incorreta. É improvável que essas lesões representem linfoma.

Pergunta 10.15: As imagens sonográficas do baço foram obtidas em um paciente de 8 anos de idade com contusões. Qual é o diagnóstico provável?

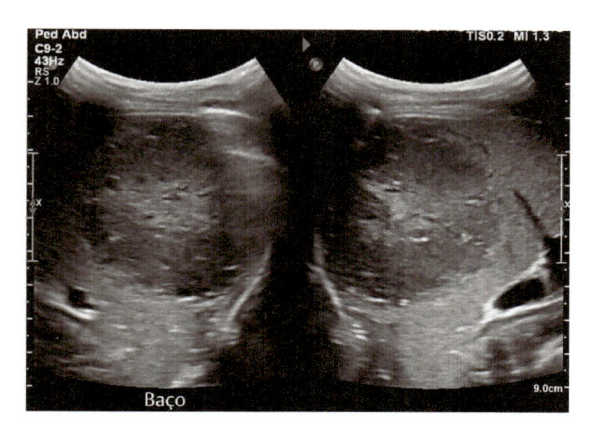

A. Hemangioma.
B. Angiossarcoma.
C. Hamartoma.
D. Linfangioma.

Resposta:

A. Correta. As imagens representam um hemangioma esplênico grande e comprovado por patologia. Grandes hemangiomas têm propensão a sangramento. Além disso, pode haver coagulopatia de consumo associada predispondo o paciente a sangramentos, por exemplo, a síndrome de Kasabach-Merritt.

B. Incorreta. Os angiossarcomas esplênicos são excessivamente raros e tendem a ocorrer em indivíduos de meia-idade. As imagens do ultrassom não são específicas.

C. Incorreta. Os hamartomas esplênicos são lesões raras que tendem a ser hiperecoicas quanto ao parênquima esplênico de fundo. A contusão não está tipicamente associada a hamartomas esplênicos.

D. Incorreta. Os linfangiomas esplênicos tendem a ocorrer em crianças, mas geralmente apresentam morfologia cística.

Pergunta 10.16: Com qual das opções a seguir a lesão esplênica por imagens é coerente?

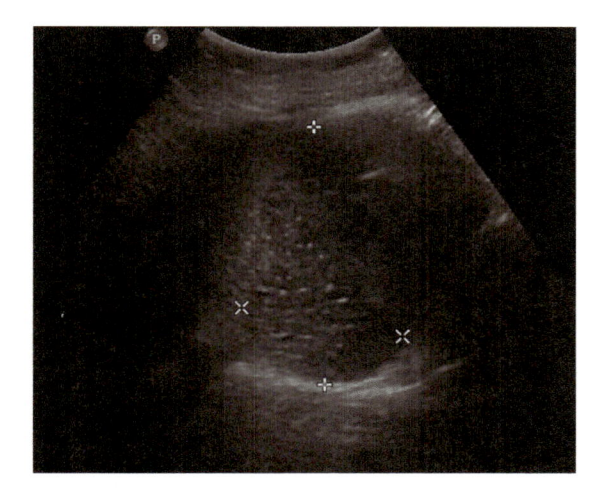

A. Infarto.
B. Abscesso.
C. Granuloma.
D. Depósito metastático.

Resposta:

A. Correta. A imagem demonstra uma área em formato de cunha e um pouco reticulada de hipoecogenicidade no parênquima esplênico. Esse achado é típico de um infarto esplênico.

B. Incorreta. Os infartos podem progredir para a formação de abscessos. Entretanto, um abscesso manifesta-se tipicamente como uma coleção de fluidos complexos com hiperemia ao redor.

C. Incorreta. Um granuloma apresenta-se, tipicamente, como um foco ecogênico pontilhado e coerente com calcificação. Eles são geralmente múltiplos.

D. Incorreta. As metástases esplênicas são relativamente incomuns, mas tipicamente se apresentam como lesões redondas e hipoecoica.

Diversos

Pergunta 10.17: Qual é a causa provável para esta imagem neste paciente afro-americano de 17 anos manifestando dor e anemia?

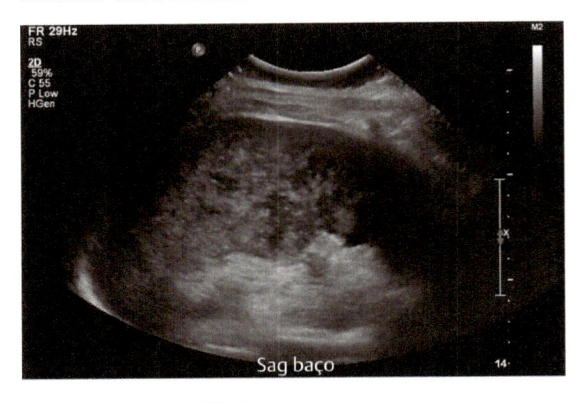

A. Sequestro esplênico.
B. Doença equinocóccica.
C. Abscesso esplênico.
D. Corpos de Gamna-Gandy.

Resposta:

A. Correta. Este paciente tem história de anemia de células falciformes. O baço está maior que o esperado para a idade, uma vez que 94% dos pacientes com anemia falciforme clássica (HbSS) ficam "asplênicos" (sem o baço) por volta dos 5 anos de idade. A aparência heterogênea do parênquima esplênico é típica do quadro de sequestro esplênico, o resultado de aprisionamento de hemácias no baço. O reconhecimento precoce desse achado é vital para limitar as consequências adversas.

B. Incorreta. A doença equinocóccica do baço geralmente resulta na formação de "cistos hidáticos" que podem variar de cistos solitários a uma lesão cística dominante contendo cistos filhos.

C. Incorreta. Um abscesso se manifestaria como uma coleção de fluidos complexos com hiperemia ao redor. O conteúdo também pode ter gás.

D. Incorreta. Os corpos de Gamna-Gandy representam focos de micro-hemorragia no baço e, em geral, significam hipertensão portal. Essas lesões são geralmente diagnosticadas na fase de entrada e saída das imagens de ressonância magnética ponderadas em T1. Em termos sonográficos, essas lesões estão com frequência ocultas. Às vezes, os corpos de Gamna-Gandy são visualizados como focos ecogênicos pontilhados por todo o baço, com ou sem sombreamento acústico.

Pergunta 10.18: Um paciente apresenta-se com história de dor abdominal recorrente e é feito uma ultrassonografia. De qual estrutura a largura está sendo medida?

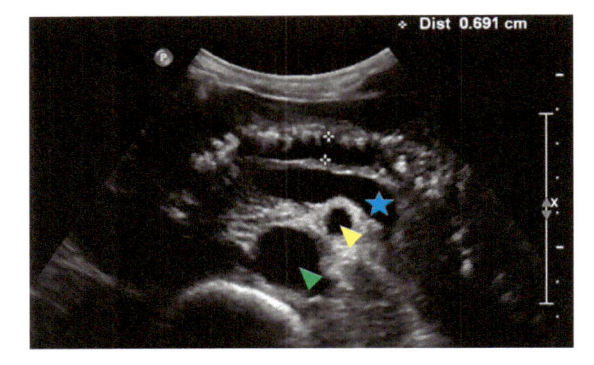

A. Ducto pancreático.
B. Veia renal esquerda.
C. Veia esplênica.
D. Ducto biliar comum.

Resposta:

A. Correta. A imagem demonstra uma estrutura tubular com numerosos focos ecogênicos associados. Essa estrutura tubular fica anterior à veia esplênica (*estrela*). Os achados são coerentes com um ducto pancreático dilatado.

B. Incorreta. A veia renal esquerda corre entre a artéria mesentérica superior (*seta amarela*) e a aorta (*seta azul*) e não foi investigada por imagem.

C. Incorreta. A veia esplênica é indicada pela *estrela*.

D. Incorreta. A porção distal do ducto biliar comum pode ser visualizada quando cruza a cabeça do pâncreas e não foi investigada por imagem.

Pergunta 10.19: Qual é o diagnóstico provável do paciente da Pergunta 10.18?

A. Derivação esplenorrenal.
B. Pancreatite crônica.
C. Trombose não oclusiva da veia esplênica.
D. Coledocolitíase.

Resposta:

B. Correta. A combinação de um ducto pancreático dilatado e numerosas calcificações pontilhadas parenquimatosas e ductais é coerente com alterações de pancreatite crônica.

A. Incorreta. Uma derivação esplenorrenal é encontrada com frequência no quadro de hipertensão da porta, permitindo o retorno do sangue para o coração direito via a veia renal esquerdas e a veia cava inferior, ignorando a circulação da porta. Essa derivação não foi investigada por imagens.

C. Incorreta. A veia esplênica se mostra patente.

D. Incorreta. O ducto biliar comum não foi investigado por imagens.

Pergunta 10.20: Uma paciente de 36 anos apresenta-se com quadro de dor abdominal. A estrutura rotulada como "a" é...?

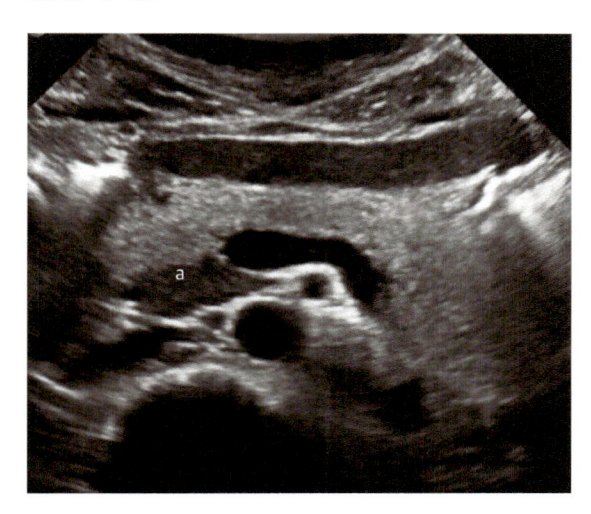

A. coerente com quadro de pancreatite aguda focal.
B. coerente com neoplasma pancreático.
C. um linfonodo peripancreático.
D. uma variante normal.

Resposta:

D. Correta. A imagem demonstra uma área bem definida de hipoecogenicidade relativa envolvendo o pâncreas ventral. Isso é uma variante normal devida ao conteúdo de gordura relativamente menor no pâncreas ventral, quando comparado com o parênquima pancreático remanescente.

A. Incorreta. Em termos sonográficos, o pâncreas mostra-se, com frequência, normal no cenário de pancreatite generalizada ou focal.

B. Incorreta. Um neoplasma pancreático pode ser visualizado como massa distinta no pâncreas, frequentemente com dilatação do ducto pancreático.

C. Incorreta. Um linfonodo seria visualizado como uma estrutura separada de formato oval.

Diversos

Pergunta 10.21: Uma paciente de 36 anos apresenta-se com história de dor abdominal. A projeção sonográfica longitudinal do abdome superior é mostrada a seguir. Qual é a provável causa subjacente para o achado indicado pela *seta*?

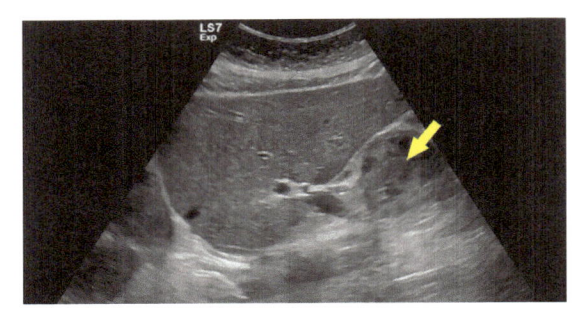

A. Cistadenoma seroso.
B. Neoplasma epitelial pseudopapilar sólido (SPEN).
C. Coleção necrótica aguda.
D. Necrose murada.

Resposta:

B. Correta. A *seta* indica uma lesão mista sólida e cística no sítio esperado da cabeça do pâncreas. Das escolhas fornecidas, um SPEN é o diagnóstico mais provável, ocorrendo tipicamente em mulheres jovens adultas (terceira década de vida). Essa lesão benigna é frequentemente notada como sólida com áreas císticas.

A. Incorreta. O cistadenoma seroso também demonstra predileção pelas mulheres, embora em uma demografia mais idosa. Além disso, essas lesões são tipicamente mais císticas na morfologia do que demonstrada neste caso.

C. Incorreta. A coleção necrótica aguda ocorre como complicação de pancreatite aguda. Esta lesão seria predominantemente cística, improvável neste caso.

D. Incorreta. A necrose murada ocorre como complicação da pancreatite aguda. Como já comentado antes, essa lesão seria predominantemente cística, improvável neste caso.

Leituras Complementares

Atri M, Nazarnia S, Mehio A, Reinhold C, Bret PM. Hypoechogenic embryologic ventral aspect of the head and uncinate process of the pancreas: in vitro correlation of US with histopathologic findings. Radiology 1994;190(2):441–444

Bhatt S, Simon R, Dogra VS. Gamna-Gandy bodies: sonographic features with histopathologic correlation. J Ultrasound Med 2006;25(12):1625–1629

Darcy M. Evaluation and management of transjugular intrahepatic portosystemic shunts. AJR Am J Roentgenol 2012;199(4):730–736

Grant EG, Benson CB, Moneta GL, et al. Carotid artery stenosis: gray-scale and Doppler US diagnosis— Society of Radiologists in Ultrasound Consensus Conference. Radiology 2003;229(2):340–346

Hoeger PH, Helmke K, Winkler K. Chronic consumption coagulopathy due to an occult splenic haemangioma: Kasabach-Merritt syndrome. Eur J Pediatr 1995;154(5):365–368

Kruskal JB, Newman PA, Sammons LG, Kane RA. Optimizing Doppler and color flow US: application to hepatic sonography. Radiographics 2004;24(3):657–675

Lonergan GJ, Cline DB, Abbondanzo SL. Sickle cell anemia. Radiographics 2001;21(4):971–994

Poll LW, Vom Dahl S. Image of the month. Hepatic Gaucheroma mimicking focal nodular hyperplasia. Hepatology 2009;50(3):985–986

Stein P, Malhotra A, Haims A, Pastores GM, Mistry PK. Focal splenic lesions in type I Gaucher disease are associated with poor platelet and splenic response to macrophage-targeted enzyme replacement therapy. J Inherit Metab Dis 2010;33(6):769–774

Sunkara S, Williams TR, Myers DT, Kryvenko ON. Solid pseudopapillary tumours of the pancreas: spectrum of imaging findings with histopathological correlation. Br J Radiol 2012;85(1019):e1140–e1144

Tembey RA, Bajaj AS, Wagle PK, Ansari AS. Realtime ultrasound: Key factor in identifying celiac artery compression syndrome. Indian J Radiol Imaging 2015;25(2):202–205

Capítulo 11   Física

Gary Ge ■ Adrian Dawkins

11 Perguntas e Respostas

Pergunta 11.1: Se a amplitude do feixe de ultrassom for atenuada por um fator de 2 (metade), qual fator vai alterar a intensidade?

A. ¼.
B. ½.
C. 2.
D. 4.

Resposta:

A. Correta. A intensidade de um feixe de ultrassom é proporcional ao quadrado da amplitude.

B, C, D – Incorreto. A intensidade é proporcional ao quadrado da amplitude.

Pergunta 11.2: Se a frequência de operação for alterada de 5 para 2,5 MHz, o comprimento de onda...

A. diminuirá por um fator de 2.
B. aumentará por um fator de 2.
C. diminuirá por um fator de 4.
D. aumentará por um fator de 4.

Resposta:

B. Correta. O comprimento de onda de uma onda sonora está inversamente relacionado com a frequência em qualquer meio uniforme, como mostrado pela equação:

Velocidade = frequência × comprimento de onda

A, C, D – Incorretas. O comprimento de onda está inversamente relacionado com a frequência.

Pergunta 11.3: A "camada de compatibilidade" em um transdutor de ultrassom deveria, idealmente, ter a espessura de...

A. um quarto do comprimento de onda da onda sonora da sonda.
B. a metade do comprimento de onda da onda sonora da sonda.
C. três quartos do comprimento de onda da onda sonora da sonda.
D. um comprimento de onda da onda sonora da sonda.

Resposta:

A. Correta. A camada de compatibilidade é usada para minimizar a incompatibilidade significativa de impedância acústica (AI, do inglês *acoustic impedance*) entre o cristal do transdutor e o tecido do paciente. Lembre-se de que uma grande incompatibilidade de AI entre dois materiais resulta em pouca transmissão de som pela interface dos materiais, ou seja, o som é substancialmente refletido. Assim sendo, a camada de compatibilidade facilita a transmissão do som, o que é necessário para a investigação por imagens. A espessura ideal dessa camada é a de um quarto do comprimento de onda, simplesmente porque isso resulta em um cancelamento líquido de qualquer som que interfira a partir da própria camada.

B, C, D – Incorretas. A espessura ideal da camada de compatibilidade é de um quarto do comprimento de onda.

Pergunta 11.4: Qual afirmação é verdadeira?

A. A espessura do cristal de um transdutor é a metade do comprimento de onda do som que ele cria.
B. A espessura do cristal de um transdutor é igual ao comprimento de onda do som que ele cria.
C. A espessura do cristal de um transdutor é duas vezes o comprimento de onda do som que ele produz.
D. Nenhuma das opções anteriores.

Resposta:

A. Correta. Quanto mais espesso o cristal, mais largo o comprimento de onda e, portanto, mais baixa a frequência. Lembre-se: $f \propto 1/\lambda$.

B, C, D – Incorretas. A espessura do cristal de um transdutor é a metade do comprimento de onda do som que ele cria.

Física

Pergunta 11.5: O som viaja mais rápido no músculo que na gordura. Como um feixe de 10 MHz se altera ao viajar da gordura para o músculo?

A. A amplitude aumenta.
B. A frequência aumenta.
C. O comprimento de onda aumenta.
D. Nenhuma das opções anteriores.

Resposta:

C. Correta. De acordo com a equação para a velocidade do som ($v = f \times \lambda$), um aumento em velocidade causa um aumento linear em comprimento de onda, desde que a frequência permaneça a mesma.

A. Incorreta. A amplitude não é necessariamente alterada.

B. Incorreta. A frequência permanece a mesma.

D. Incorreta. O comprimento de onda aumenta.

Pergunta 11.6: Se o diâmetro de um transdutor de ultrassom for duplicado, a distância do ponto focal...

A. aumentará por um fator de 8.
B. aumentará por um fator de 4.
C. diminuirá por um fator de 8.
D. diminuirá por um fator de 4.

Resposta:

B. Correta. A distância desde o transdutor até o ponto focal é definida pela equação:

Comprimento do campo próximo = $\dfrac{d^2}{4\lambda}$

onde d é o diâmetro e λ é o comprimento de onda. Dobrando-se o diâmetro teremos um aumento de 4 vezes, uma vez que $(2d)^2 = 4d^2$.

A, C e D – Incorretas. O comprimento do campo próximo está relacionado com o quadrado do diâmetro do transdutor.

Pergunta 11.7: Qual interface de tecido resulta na maior quantidade de reflexão de som?

A. Partes moles/fígado.
B. Ar/gordura.
C. Osso/músculo.
D. Músculo/partes moles.

Resposta:

B. Correta. A impedância acústica (AI) do ar é tão pequena que as margens limítrofes com ar e qualquer tecido resultam em quase 100% de reflexão do feixe de som. Esse é o motivo pelo qual o gel é exigido para a varredura, pois ele facilita a transmissão.

A, C, D – Incorretas. As margens limítrofes com ar e qualquer tecido resultam em quase 100% de reflexão do feixe de som.

Pergunta 11.8: Qual alteração em decibéis (dB) é representada por uma perda de 50% na intensidade do feixe?

A. 0,5 dB.
B. 3 dB.
C. 5 dB.
D. 10 dB.

Resposta:

B. Correta. A equação para dB é: dB = 10 log (I/I0) onde I0 é a intensidade original e I é a nova intensidade. Se houver perda de 50% em intensidade, então a alteração em dB = 10 (log 50/100) = 10 (log 0,5) = 10 (- 0,3) = -3. Observar que dobrando a intensidade resulta na mesma alteração de dB, ou seja, 10 (log 2) = 10 (0,3) = 3. Uma alteração negativa indica, claramente, uma redução, enquanto a alteração positiva indica aumento.

A, C, D – Incorretas. A divisão [pela metade] ou duplicação da intensidade é refletida por uma alteração de 3 dB.

Pergunta 11.9: Qual é a frequência fundamental do modo harmônico para um exame por ultrassom com um transdutor de 3 MHz?

A. 3 MHz.
B. 6 MHz.
C. 9 MHz.
D. 12 MHz.

Resposta:

A. Correta. A frequência fundamental para a investigação harmônica por imagens se refere à frequência de centro do transdutor de ultrassom que é de 3 MHz neste caso.

B, C, D – Incorretas. A frequência fundamental se refere à frequência de centro.

Pergunta 11.10: Qual é o tamanho típico da bolha de contraste para investigação por imagens de ultrassonografia?

A. 1 a 5 µm.
B. 15 a 25 µm.
C. 35 a 45 µm.
D. 55 a 65 µm.

Resposta:

A. Correta. As bolhas de contraste têm normalmente entre 1 e 5 µm, aproximadamente o tamanho de um corpúsculo de sangue vermelho.

B, C, D – Incorretas. As bolhas de contraste têm normalmente entre 1 e 5 µm.

Pergunta 11.11: Qual das opções a seguir não é verdadeira em tecnologia de microbolhas?

A. Uma vez injetadas, as microbolhas permanecem confinadas ao compartimento vascular até a degradação.
B. As microbolhas tipicamente se degradam após 4 a 6 minutos.
C. O gás inerte, dentro do núcleo das microbolhas, é excretado via o trato urinário, embora não discernível ao paciente.
D. Configurações altas de índice mecânico (MI) destruirão as microbolhas.

Resposta:

C. Correta. As microbolhas são injetadas via intravenosa e permanecem no compartimento intravascular até a degradação, tipicamente 4 a 6 minutos após a injeção. O gás no núcleo das bolhas é excretado pelos pulmões. Uma configuração baixa de MI é necessária para preservar a integridade das bolhas, uma vez que configurações altas de MI levam à degradação acelerada.

A, B, D – Incorretas. Essas afirmações são verdadeiras.

Pergunta 11.12: Um feixe de ultrassom de 6 MHz é usado para produzir a imagem de uma estrutura a 15 cm de profundidade nas partes moles. A imagem é subótima e uma sonda de 4 MHz foi usada para melhorar a investigação por imagens. Quanto de menos atenuação ocorreu com a sonda de 4 MHz?

A. 2 dB.
B. 15 dB.
C. 30 dB.
D. 60 dB.

Resposta:

C. Correta. Usando-se a regra geral de que um feixe de ultrassom é atenuado em 0,5 dB/MHz/cm, um feixe de 6 MHz será atenuado por 90 dB sobre a viagem de 30 cm (de e para). Um feixe de 4 MHz será atenuado por 60 dB. A diferença é, portanto, de 30 dB. Do ponto de vista prático, uma redução de 3 dB é igual ao enfraquecimento do feixe original em 50%. Portanto, a diferença de 30 dB é igual a dez vezes o enfraquecimento de 50% (lembre-se: 30 = 3 × 10).

A, B, D – Incorretas. Um feixe de ultrassom é atenuado em 0,5 dB/MHz/cm.

Física

Pergunta 11.13: Enquanto viajando por qual dos materiais a seguir o ultrassom sofre a maior atenuação?

A. Partes moles.
B. Pulmão.
C. Osso.
D. Músculo.

Resposta:

B. Correta. Os pulmões apresentam o coeficiente mais alto de atenuação para tecidos, de aproximadamente 40 dB/cm para um feixe de 1 MHz, seguidos pelos ossos, que são de cerca de 20 dB/cm. Outros tecidos geralmente ficam próximos a 1 dB/cm.

A. Incorreta. As partes moles ficam mais próximas a 1 dB/cm.

C. Incorreta. O pulmão apresenta, tipicamente, o mais alto coeficiente de atenuação, de aproximadamente 40 dB/com para um feixe de 1 MHz, seguido pelos ossos com cerca de 20 dB/cm.

D. Incorreta. Os músculos ficam em geral mais próximos de 1 dB/cm.

Pergunta 11.14: Qual das curvas de compensação de ganho de tempo (TGC, do inglês *time gain compensation*) está associada à mais alta frequência de um transdutor?

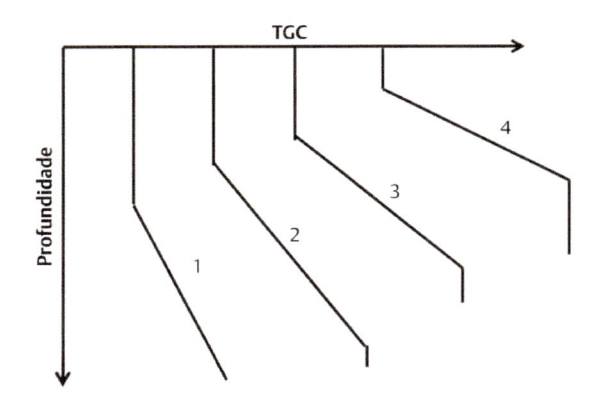

A. 1.
B. 2.
C. 3.
D. 4.

Resposta:

D. Correta. A frequência mais alta de um transdutor sofre a maior atenuação em um meio de propagação, demandando assim que o valor da TGC seja maior para compensar com precisão a perda de intensidade de sinal. A curva 4 demonstra isso corretamente, pois tem a mais íngreme TGC e o aumento começa na profundidade mais rasa.

A, B, C – Incorretas. Essas opções não estão associadas à frequência mais alta do transdutor.

Pergunta 11.15: Qual parâmetro deve ser alterado para se eliminar um artefato de reverberação?

A. Frequência do transdutor.
B. Orientação do transdutor.
C. Compensação de ganho de tempo.
D. Período de repetição de pulso.

Resposta:

B. Correta. O artefato de reverberação é causado por duas interfaces proximamente espaçadas que refletem o som para trás e para frente durante a aquisição do sinal. Uma vez que ângulos específicos criam o artefato, ele pode ser, com frequência, eliminado alterando-se a orientação do transdutor.

A, C, D – Incorretas. Essas medidas não seriam efetivas na remoção do artefato.

Pergunta 11.16: O cenário de varredura (**a**) resulta em imagem (**b**). O que é responsável pela diferença?

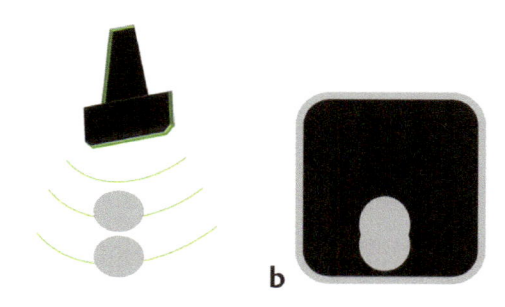

A. Resolução lateral subótima.
B. Resolução axial subótima.
C. Ganho subótimo do receptor.
D. Nenhuma das opções anteriores.

Resposta:

B. Correta. A resolução axial é uma medida da habilidade do sistema em separar duas estruturas proximamente posicionadas ao longo da mesma linha de varredura vertical. Essa resolução melhora com o aumento da frequência do transdutor.

A. Incorreta. A resolução lateral é uma medida da habilidade do sistema em separar duas estruturas proximamente posicionadas ficando lado a lado. Essa resolução melhora com a redução da largura do feixe.

C. Incorreta. O aumento do ganho do receptor fará brilhar a imagem exibida, mas não melhorará a proporção sinal-ruído ou a resolução.

D. Incorreta. A resolução axial melhora com o aumento da frequência do transdutor.

Pergunta 11.17: Uma imagem de ultrassonografia se mostra muito escura no monitor. Qual ajuste deve ser feito aos parâmetros de varredura antes de resolver o problema?

A. Aumentar a potência de saída.
B. Aumentar o ganho do receptor.
C. Reduzir a potência de saída.
D. Reduzir o ganho do receptor.

Resposta:

B. Correta. Aumentar o ganho do receptor e a potência de saída aumentarão ambos o brilho da imagem, mas é preferível ajustar o ganho do receptor, pois o aumento da potência de saída depositará mais energia no paciente.

A. Incorreta. O aumento da potência de saída depositaria mais energia no paciente, não sendo, portanto, a melhor escolha.

C, D – Incorretas. Essas medidas iriam piorar a aparência da imagem.

Física

Pergunta 11.18: Durante a condução de um ultrassom do quadrante superior direito, o técnico observa um foco hiperecoico e redondo superior ao diafragma. O que ele deve fazer a seguir?

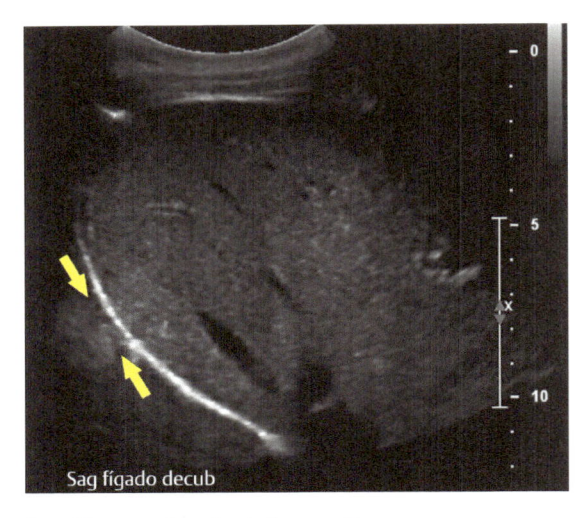

A. Alterar o ângulo de insonação.
B. Fazer a varredura do outro pulmão.
C. Aumentar o ganho geral.
D. Fazer a varredura dos dois rins.

Resposta:

A. Correta. O achado superior ao diafragma é resultado de um artefato de espelho e caracterizado por um objeto espelhado perto de um refletor forte, neste caso, a interface pulmão-diafragma. A alteração do ângulo de insonação pode ajudar a mitigar esse fenômeno.

B, C, D – Incorretas. Essas medidas não serão efetivas na remoção do artefato.

Pergunta 11.19: Uma visualização longitudinal da aorta abdominal está demonstrada a seguir com a sobreposição de Doppler colorido. O que é responsável pelas duas áreas em azul?

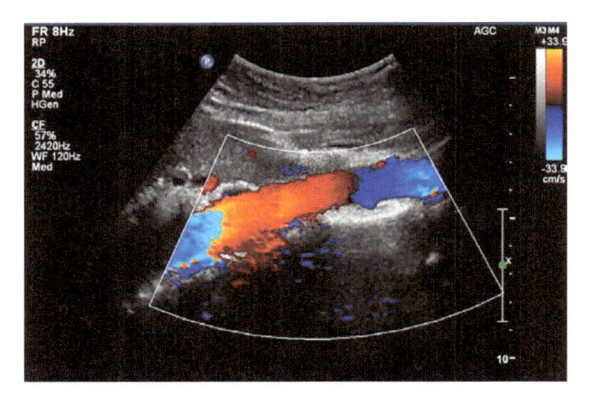

A. Hipertensão.
B. Reversão de fluxo.
C. Estenose da aorta.
D. Nenhuma das opções anteriores.

Resposta:

D. Correta. A área azul à direita da tela, na aorta mais distal, produz derivação Doppler negativa, com base em sua orientação com a sonda, pois está arqueada para longe. Observar que a alteração de vermelho para azul vai através de "negro" o que indica uma alteração verdadeira em direção, com respeito ao ângulo de insonação. A área azul à esquerda da tela ocorre porque esse segmento da aorta é mais profundo e daí sobrecarrega a frequência de repetição de pulso (PRF), resultando em *aliasing*. O *aliasing* representa uma deturpação de direção de fluxo decorrente do índice inadequado de amostragem. Notar que a alteração de vermelho para azul vai através de "branco" quando o *aliasing* ocorre.

A. Incorreta. Esta opção não é responsável pelos achados.

B. Incorreta. Esta opção não é completamente responsável pelos achados.

C. Incorreta. Esta opção não é responsável pelos achados.

Pergunta 11.20: Onde o feixe fica mais estreito?

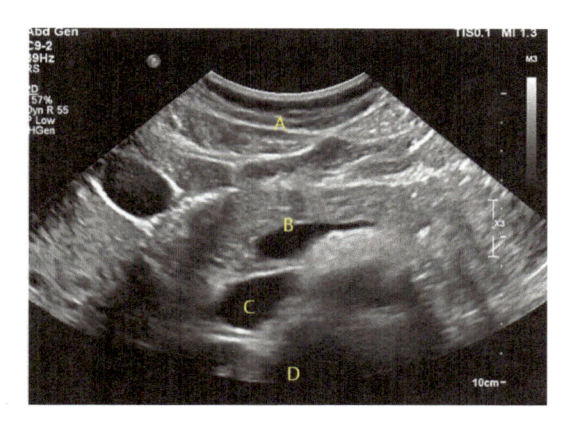

A. A.
B. B.
C. C.
D. D.

Resposta:

B. Correta. O marcador B está posicionado na profundidade da barra de focalização (ícone em formato "I" à direita da imagem). Isso indica a "cintura" do feixe, onde a focalização é otimizada.

A, C, D – Incorretas. O feixe está mais estreito onde a focalização está otimizada.

Pergunta 11.21: Quanto tempo levou para a posição D ser investigada pelo feixe sonoro? Consultar a imagem da Pergunda 11.20.

A. 130 µs.
B. 230 µs.
C. 360 µs.
D. 490 µs.

Resposta:

A. Correta. O marcador D está posicionado na profundidade de 10 cm. Na investigação por imagem o som leva geralmente 13 µs para fazer uma volta completa de 1 cm para frente e para trás. Portanto, na profundidade de 10 cm, a volta completa levaria aproximadamente 130 µs.

B, C, D – Incorretas. A volta completa levaria aproximadamente 130 µs.

Pergunta 11.22: Quanto à investigação por imagens de onda de pulso, qual é o fator de dever?

A. A porcentagem de tempo na qual o feixe está "ligado".
B. A duração de um pulso.
C. A duração entre dois pulsos.
D. O número de pulsos por segundo.

Resposta:

A. Correta. O fator de dever descreve a porcentagem de tempo durante o qual o transdutor está emitindo ondas sonoras, em oposição à recepção do som, durante a investigação por imagem de ondas de pulso, e é, com frequência, expresso como porcentagem.

B. Incorreta. A duração de um pulso é o tempo real durante o qual o feixe está ligado para cada pulso (em µs).

C. Incorreta. A duração entre pulsos é denominada "tempo de escuta".

D. Incorreta. Isso descreve a PRF.

Física

Pergunta 11.23: A cavitação ocorre, mais provavelmente, em qual dos seguintes exames por ultrassom?

A. Investigação por imagens bidimensionais usando harmônicos.
B. Investigação por imagens tridimensionais.
C. Doppler de ondas de pulso.
D. Doppler de ondas contínuas.

Resposta:

D. Correta. O Doppler de ondas contínuas produz a mais alta intensidade de feixe com um "fator de dever" de 100%. O fator de dever é a porcentagem de tempo em que o feixe está "ligado" ('*on*') significando que o índice de deposição de energia pode ser muito mais alto que o de qualquer outra técnica de investigação por imagens.

A, B, C – Incorretas. O Doppler de ondas contínuas produz a mais alta intensidade de feixe e, portanto, tem mais probabilidade de causar cavitação.

Pergunta 11.24: Qual dos seguintes exames por ultrassom resultaria na maior elevação na temperatura?

A. Varredura da próstata.
B. Varredura de um rim.
C. Varredura de um feto.
D. Varredura da bexiga.

Resposta:

C. Correta. Os exames de anatomia por ultrassom contendo interfaces de tecido-osso apresentam o maior índice térmico (TI, do inglês *termal index*). A varredura obstétrica é, portanto, a mais suscetível.

A, B, D – Incorretas. Os exames de anatomia por ultrassom contendo interfaces de tecido-osso possuem o maior índice térmico (TI).

Pergunta 11.25: Durante a condução de uma varredura por ultrassom abdominal, o transdutor cai ao chão, por acidente. Ele é recolhido limpo e a varredura é reassumida. Entretanto, logo depois, o técnico nota uma rachadura fina no invólucro. Qual ação deve ser tomada?

A. O técnico deverá interromper a varredura imediatamente e trocar para outro transdutor de reposição, se disponível.
B. O técnico deverá completar a varredura com segurança, mas deve evitar a colocação de gel na rachadura.
C. O técnico deverá tentar ouvir qualquer toque audível, pois isso pode indicar superaquecimento iminente, que poderá criar risco para o paciente.
D. O técnico deverá aplicar uma capa na sonda e continuar o estudo.

Resposta:

A. Correta. Os pacientes que se submetem a exames diagnósticos por ultrassom entram em contato físico com componentes eletrônicos da máquina, incluindo cabos e transdutores. Em condições normais de operação, o transdutor representa o maior risco de expor os pacientes a perigos elétricos. Se o envoltório do transdutor apresentar rachadura, o técnico em sonografia deverá suspender o uso do dispositivo imediatamente, pois um envoltório de transdutor rachado pode levar a uma lesão elétrica.

B, C, D – Incorretas. Essas ações não seriam apropriadas.

Pergunta 11.26: O técnico vai iniciar uma varredura pélvica por meio de uma sonda transvaginal. Antes do uso, o transdutor deverá...

A. esterilizado com calor seco.
B. esterilizado com calor úmido.
C. desinfectado com um agente químico.
D. desinfectado com água limpa.

Resposta:

C. Correta. Em geral, os transdutores são desinfectados entre os pacientes. Tipicamente, isso é feito com um desinfetante líquido aplicado via lenços umedecidos ou imersão. As sondas endocavitárias deverão ser submetidas à desinfecção de alto nível entre pacientes. Os transdutores não são esterilizados.

A, B – Incorretas. O aquecimento de um transdutor pode danificar os elementos piezoelétricos. Além disso, os transdutores não são, em geral, esterilizados entre pacientes.

D. A água não desinfecta adequadamente.

Pergunta 11.27: A temperatura de Curie ou ponto de Curie de materiais piezoelétricos está na faixa de...

A. 100 a 200°C.
B. 200 a 300°C.
C. 300 a 400°C.
D. 400 a 500°C.

Resposta:

C. Correta. O ponto de Curie dos materiais piezoelétricos nos transdutores de ultrassom fica, geralmente, em 360°. Além dessa temperatura, o material se torna despolarizado e perde suas propriedades piezoelétricas.

A, B, D – Incorretas. O ponto de Curie fica, geralmente, em 360°C.

Pergunta 11.28: O artefato de lobo lateral ocorre quando...

A. a energia fora do eixo encontra um refletor possante.
B. a energia fora do eixo encontra um refletor fraco.
C. as ondas de som são repetidamente refletidas entre duas superfícies altamente refletivas.
D. as ondas de som são repetidamente refletidas em um tetraedro de bolhas de ar.

Resposta:

A. Correta. Além do feixe do eixo principal, a expansão radial de cristais piezoelétricos cria baixa energia de feixes fora do eixo, descritos como lobos laterais. Se esse feixe fora do eixo encontrar um refletor potente, ele pode gerar um eco que é recebido pelo transdutor e artificialmente colocado ao longo do eixo do feixe principal. O artefato de lobo lateral é geralmente encontrado em estruturas anecoicas como a bexiga urinária e a vesícula biliar, e é visualizado mais usualmente com transdutores de serie linear.

B. Incorreta. É necessário um refletor potente.

C. Incorreta. Isso descreve um artefato de reverberação.

D. Incorreta. Isso descreve um artefato de toque.

Pergunta 11.29: Como o artefato mostrado na imagem a seguir pode ser minimizado?

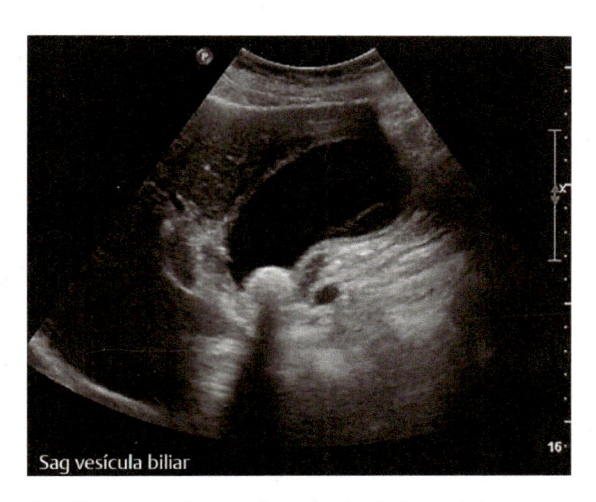

A. Aumentando-se a frequência do transdutor.
B. Aumentando-se o ganho do receptor.
C. Usando-se a composição espacial.
D. Usando-se a investigação por imagens harmônicas.

Resposta:

C. Correta. A imagem mostra sombreamento acústico posterior de um cálculo da vesícula. O cálculo atenua o som até um grau maior que o das estruturas ao redor; daí a intensidade do feixe distal ao cálculo é mais fraca que a do campo ao redor. A atenuação piora com o aumento da frequência. O sombreamento diminui com a composição espacial e usando-se múltiplas zonas focais.

A. Incorreta. O sombreamento piora com o aumento da frequência.

B. Incorreta. Isso não afeta especificamente o grau de sombreamento.

D. Incorreta. A investigação por imagens harmônicas resulta em melhor visualização de sombras acústicas.

Física

Pergunta 11.30: O que é responsável pela diferença na velocidade medida nessas duas imagens obtidas do mesmo paciente durante a mesma varredura?

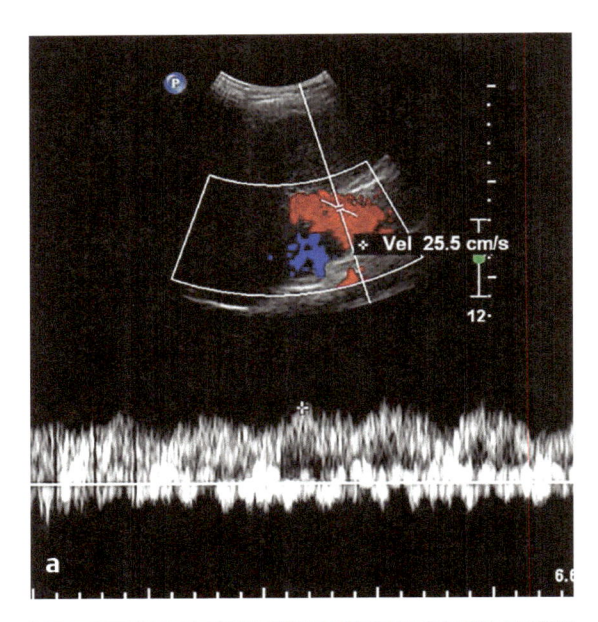

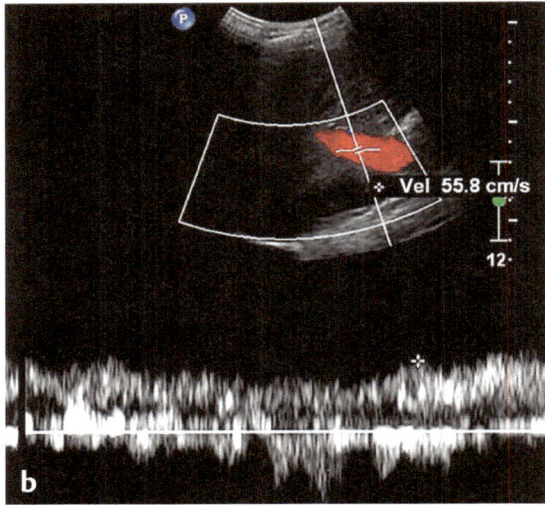

A. Ângulo de insonação.
B. Ângulo de correção.
C. Focalização do feixe.
D. Ganho de cor.

Resposta:

B. Correta. A equação de Doppler (a seguir) revela a relação inversa entre velocidade medida (vel) e o cosseno do ângulo de insonação (cos θ). Deve-se "dizer" à máquina o ângulo de insonação no qual o vaso é orientado enquanto investigado. Isso é feito "corrigindo-se" manualmente o ângulo e alinhando o indicador de ângulo com o plano do vaso. Isso é feito com bastante precisão na imagem (**a**) mas superestimado na imagem (**b**). A superestimação do ângulo resulta na superestimação da velocidade, uma vez que θ aumenta de 0 para 90 graus, cos θ diminui tornando o denominador menor e, portanto, a velocidade maior.

$$C \times f_{Dop} = vel\, f_0 \times 2 \times \cos \theta$$

A. Incorreta. O ângulo de insonação, ou seja, onde a sonda é posicionada no paciente, é bastante constante nas imagens (**a** e **b**).

C. Incorreta. Isso é bastante constante nas imagens (**a** e **b**).

D. Incorreta. Isso é bastante constante nas imagens (**a** e **b**).

Leituras Complementares

Bushberg JT, Boone JM. The Essential Physics of Medical Imaging. Wolters Kluwer Health; 2011

Choudhry S, Gorman B, Charboneau JW, et al. Comparison of tissue harmonic imaging with conventional US in abdominal disease. Radiographics 2000;20(4):1127–1135

Feldman MK, Katyal S, Blackwood MSUS. US artifacts. Radiographics 2009;29(4):1179–1189

Hedrick WR, Hykes DL, Starchman DE. Ultrasound Physics and Instrumentation. Elsevier Mosby; 2005

Kremkau FW, Taylor KJ. Artifacts in ultrasound imaging. J Ultrasound Med 1986;5(4):227–237

Kremkau FW. Sonography Principles and Instruments. Elsevier Health Sciences; 2015

Pang EHT, Chan A, Ho SG, Harris AC. Contrast-enhanced ultrasound of the liver: optimizing technique and clinical applications. AJR Am J Roentgenol 2018;210(2):320–332

Qin S, Caskey CF, Ferrara KW. Ultrasound contrast microbubbles in imaging and therapy: physical principles and engineering. Phys Med Biol 2009;54(6):R27–R57

Webb AG. Introduction to Biomedical Imaging. Wiley; 2002

Zagzebski JA. Essentials of Ultrasound Physics. Mosby; 1996